Infermiera

di

Endocrinologia

La guida completa

SILVIA REALI

Indice dei contenuti

Prefazione 15

L'importanza dell'endocrinologia e il suo 16
impatto sulla salute generale.

Capitolo 1: Introduzione 19
all'endocrinologia

- Che cos'è l'endocrinologia? 20

- Le ghiandole endocrine e i loro ruoli. 21

- Malattie e condizioni comuni. 22

- L'importanza del ruolo dell'infermiera 24
  in endocrinologia.

Capitolo 2: La realtà quotidiana nel 27
reparto di endocrinologia

- Struttura e organizzazione del servizio. 28

- Interazione con i pazienti: primi 30
  contatti.

- Gestione delle emergenze endocrine. 31

- Le caratteristiche del lavoro notturno. 33

Capitolo 3: Tecniche e procedure 35

- Campioni di sangue e test ormonali. 36

- Somministrazione del trattamento. 37

- Prevenire le complicazioni.   39

- Educazione terapeutica del paziente.   41

Capitolo 4: Malattie e trattamento   43

- Il diabete mellito: un'epidemia globale.   44

- Disturbi della tiroide.   49

- Condizioni che colpiscono le ghiandole surrenali, pituitarie e   55

Capitolo 5: Comunicazione e collaborazione   59

- Comunicare efficacemente con i pazienti e le loro famiglie.   60

- Gestione di casi complessi: coordinamento con altri reparti.   61

Capitolo 6: Endocrinologia pediatrica   65

- Le sfide specifiche dei bambini e degli adolescenti.   66

- Transizione dall'endocrinologia pediatrica a quella dell'adulto.   67

- Lavorare con le famiglie per garantire un'assistenza ottimale.   69

- Patologie endocrine specifiche della pediatria.   71

Capitolo 7: Endocrinologia e gravidanza   75

- Gestione del diabete gestazionale.   76

- Disturbi della tiroide in gravidanza.   78

- L'importanza del monitoraggio endocrino pre-concezionale. 80

- Sostegno post-parto e allattamento. 82

Capitolo 8: Endocrinologia geriatrica 85

- Cambiamenti endocrini con l'età. 86

- Gestione delle malattie endocrine nel paziente anziano. 88

- L'importanza della politerapia e delle interazioni farmacologiche. 90

- Sostegno alla qualità di vita e all'indipendenza. 92

Capitolo 9: Tecnologie e telemedicina in endocrinologia 95

- L'uso di pompe di insulina e di monitor continui del glucosio. 96

- Consultazioni a distanza e monitoraggio virtuale del paziente. 98

- L'importanza della formazione tecnologica per gli infermieri. 100

- La telemedicina come strumento di collaborazione interdisciplinare. 102

Capitolo 10: Aspetti psicosociali dell'endocrinologia 105

- Comprendere l'impatto emotivo delle malattie endocrine. 106

- Supporto psicologico specifico: depressione, ansia, disturbi dell'immagine corporea.   107

- Supporto per gruppi specifici: adolescenti, persone transgender, pazienti affetti da infertilità.   109

- Tecniche di comunicazione per trattare argomenti sensibili.   110

Capitolo 11: Nutrizione ed endocrinologia   113

- Principi fondamentali della nutrizione in endocrinologia.   114

- Dietologia specifica: diabete, disturbi della tiroide, obesità.   115

- Collaborare con nutrizionisti/dietisti.   117

- Educare i pazienti a gestire la propria alimentazione.   119

Capitolo 12: Endocrinologia e sport   121

- Gestire il diabete negli atleti.   122

- Importanza degli ormoni nelle prestazioni sportive.   124

- Sostenere l'atleta endocrino.   125

- Prevenzione dei disturbi endocrinologici legati allo sport.   127

Capitolo 13: Endocrinologia nelle diverse culture   131

- Approccio interculturale all'endocrinologia.   132

- Gestire le credenze e le pratiche tradizionali.   134

- Aumentare la consapevolezza delle esigenze specifiche delle diverse popolazioni.   136

- Adattare l'assistenza al contesto culturale.   137

Capitolo 14: Farmacologia in endocrinologia   141

- I farmaci comunemente utilizzati e il loro meccanismo d'azione.   142

- Interazioni farmacologiche da monitorare.   143

- L'importanza dell'aderenza al trattamento.   145

- Effetti collaterali comuni e come gestirli.   147

Capitolo 15: Un approccio olistico all'endocrinologia   149

- L'importanza di bilanciare corpo, mente e anima.   150

- Tecniche complementari: meditazione, yoga, agopuntura.   151

- L'importanza di un approccio incentrato sul paziente.   153

- Lavorare con professionisti alternativi o complementari.   155

Capitolo 16: Problemi di salute globale in endocrinologia   157

- Epidemiologia dei disturbi endocrini nel mondo. 158

- Sfide e opportunità nei Paesi a risorse limitate. 159

- Programmi di collaborazione e scambio internazionali. 161

- L'endocrinologia di fronte alle crisi globali: pandemie, cambiamento climatico. 163

Capitolo 17: Salute digitale ed endocrinologia 165

- Applicazioni mobili per il monitoraggio e l'educazione dei pazienti. 166

- Utilizzo di oggetti connessi (wearables) per il monitoraggio in tempo reale. 168

- Piattaforme di gestione dei dati del paziente. 169

- L'importanza della cybersicurezza nell'assistenza sanitaria. 171

Capitolo 18: Prevenzione in endocrinologia 175

- Promuovere stili di vita sani. 176

- Vaccinazione e prevenzione delle malattie endocrine. 178

- Il ruolo educativo dell'infermiera della prevenzione. 179

- Collaborazione con altri professionisti della salute sulla prevenzione. 181

Capitolo 19: Endocrinologia e chirurgia   185

- Preparare il paziente all'intervento.   186

- Assistenza post-operatoria in endocrinologia.   188

- Lavorare con l'équipe chirurgica.   190

- Riabilitazione e ritorno alla normalità.   191

Capitolo 20: Endocrinologia e altre specialità mediche   193

- Collaborazione con la cardiologia.   194

- Interazione con la nefrologia.   195

- Rapporti con la ginecologia e l'andrologia.   197

- Interfaccia con la psichiatria e la psicologia.   199

Capitolo 21: Gestire situazioni difficili e conflittuali   201

- Gestire i conflitti con i pazienti e le loro famiglie.   202

- Lavorare insieme in un ambiente a volte teso.   204

- Gestire situazioni emotivamente cariche.   2026

- Risorse e supporto per gli infermieri in situazioni difficili.   208

Capitolo 22: Il futuro della formazione in endocrinologia   211

- Sviluppi educativi e formati di formazione.   212

- Il ruolo della simulazione nella formazione.   213

- Autoformazione e nuove tecnologie.   215

- L'importanza del feedback e della formazione continua.   217

Capitolo 23: Prospettive future e innovazioni   219

- Il ruolo in evoluzione dell'infermiera di endocrinologia.   220

- Le nuove tecnologie e il loro impatto.   221

- Ricerca clinica: un'opportunità per gli infermieri.   223

Conclusione   227

- L'importanza della dedizione, dell'empatia e dell'abilità nell'assistenza ai pazienti endocrini.   228

- Glossario dei termini medici.   230

- Risorse per la formazione continua.   234

- Ulteriori letture.   236

« La *delicata danza degli ormoni orchestra la sinfonia del corpo;* l'*endocrinologia è il direttore d'orchestra.* »

Prefazione

L'IMPORTANZA ELL'ENDOCRINOLOGIA E IL SUO IMPATTO SULLA SALUTE GENERALE.

L'endocrinologia, spesso descritta come lo studio dei messaggeri chimici del corpo, gli ormoni, svolge un ruolo fondamentale nella comprensione della salute umana. In effetti, questa disciplina medica va oltre i semplici meccanismi biologici per toccare quasi tutti gli aspetti del nostro benessere fisico, emotivo e persino mentale.

Se si considera la complessità del nostro corpo, diventa subito evidente che anche la minima alterazione di un ormone può avere un effetto a cascata, sconvolgendo il delicato equilibrio del nostro organismo. Ad esempio, gli ormoni tiroidei, prodotti in quantità minime, hanno un'influenza considerevole sul nostro metabolismo, sulla nostra energia e persino sul nostro umore. Allo stesso modo, l'insulina, l'ormone pancreatico, svolge un ruolo centrale nella regolazione dei livelli di zucchero nel sangue e qualsiasi anomalia nella sua secrezione o funzione può portare al diabete, una malattia con importanti implicazioni sistemiche.

Ma oltre a queste interazioni fisiologiche, l'endocrinologia ha anche un impatto sociale e globale. Prendiamo ad esempio l'attuale epidemia di diabete e obesità. Queste patologie, largamente influenzate dal nostro stile di vita moderno e dall'ambiente, sono diventate importanti problemi di salute pubblica, che coinvolgono non solo questioni mediche, ma anche economiche, sociali ed etiche.

L'endocrinologia, nella sua ricerca di comprendere e trattare gli squilibri ormonali, ha il potenziale di migliorare la qualità di vita di miliardi di persone. Che si tratti della gestione dei disturbi della crescita nei bambini, delle disfunzioni tiroidee, delle sfide della menopausa o di questioni più recenti e delicate come la gestione endocrina delle persone transgender, questa specialità abbraccia una diversità di argomenti che riflette la sua centralità nel vasto mondo della medicina.

L'endocrinologia non è solo lo studio delle ghiandole e delle loro secrezioni. Rappresenta un ponte tra la biologia fondamentale e la medicina clinica, tra l'individuo e la sua comunità, e tra il presente e le sfide di domani. Riconoscere l'importanza dell'endocrinologia significa capire che il nostro benessere è intrinsecamente legato a questo sottile equilibrio ormonale che, come un direttore d'orchestra invisibile, dirige la complessa sinfonia del nostro corpo.

Capitolo 1

INTRODUZIONE
ALL'ENDOCRINOLOGIA

Che cos'è l'endocrinologia?

L'endocrinologia è una branca specializzata della medicina che studia le ghiandole endocrine, la produzione e la funzione degli ormoni e le malattie e i disturbi ad essi associati. Gli ormoni sono messaggeri chimici essenziali che circolano nel flusso sanguigno e regolano molte funzioni vitali dell'organismo, dalla crescita e lo sviluppo al modo in cui utilizziamo l'energia e al funzionamento degli organi riproduttivi.

Le ghiandole endocrine comprendono la tiroide, le paratiroidi, il pancreas, le ovaie, i testicoli, le ghiandole surrenali, l'ipofisi e l'ipotalamo, solo per citarne alcune. A differenza delle ghiandole esocrine, che rilasciano le loro secrezioni all'esterno del corpo (come le ghiandole sudoripare o salivari), le ghiandole endocrine rilasciano i loro ormoni direttamente nel flusso sanguigno.

L'endocrinologia copre un'ampia gamma di condizioni. Le più comuni includono il diabete (in cui la regolazione dell'insulina è disturbata), i disturbi della tiroide (come l'ipertiroidismo o l'ipotiroidismo), l'osteoporosi (che colpisce la densità ossea) e gli squilibri ormonali legati alla riproduzione o alla crescita.

Per sua natura, l'endocrinologia è una disciplina altamente integrativa, in quanto gli ormoni influenzano quasi tutti gli organi e le cellule del corpo. Gli endocrinologi, in quanto specialisti del settore, svolgono quindi un ruolo chiave nella diagnosi, nel trattamento e nella gestione dei disturbi ormonali, per garantire una funzione ottimale del sistema endocrino e, di conseguenza, il benessere generale dell'individuo.

Le ghiandole endocrine e i loro ruoli.

Le ghiandole endocrine svolgono un ruolo fondamentale nella regolazione di varie funzioni corporee. Secernono ormoni direttamente nel flusso sanguigno, che vengono poi trasportati a vari organi e tessuti per esercitare i loro effetti specifici. Ecco un elenco delle principali ghiandole endocrine e delle loro funzioni associate:

- Ghiandola pituitaria :
    - Situata alla base del cervello, è spesso descritta come la "ghiandola madre", perché produce numerosi ormoni che regolano altre ghiandole endocrine.
    - Secerne l'ormone della crescita (GH), la prolattina, gli ormoni tireotropici (TSH), le corticotropine (ACTH), le gonadotropine (LH e FSH) e la vasopressina, tra gli altri.
- Ipotalamo :
    - Sebbene faccia parte del cervello, svolge un ruolo cruciale nel sistema endocrino, regolando l'ipofisi attraverso il rilascio o l'inibizione di ormoni.
- Ghiandole tiroidee :
    - Situate nel collo, producono ormoni tiroidei (T3 e T4) che regolano il metabolismo, la crescita e lo sviluppo.
- Ghiandole paratiroidi :
    - In genere ce ne sono quattro, situate dietro la ghiandola tiroidea. Producono l'ormone paratiroideo (PTH), che regola il calcio e il fosfato nel sangue.
- Ghiandole surrenali :
    - Situati sopra ogni rene, producono ormoni come il cortisolo, l'aldosterone e gli androgeni. Questi ormoni aiutano a regolare il

metabolismo, la risposta allo stress, l'equilibrio elettrolitico e varie funzioni sessuali.

- Pancreas :
  - È una ghiandola sia endocrina che esocrina. La sua funzione endocrina è svolta dalle isole di Langerhans, che producono insulina (regola i livelli di glucosio nel sangue) e glucagone (aumenta i livelli di glucosio nel sangue).
- Ovaie (nelle donne) :
  - Producono estrogeni, progesterone e piccole quantità di androgeni. Questi ormoni regolano il ciclo mestruale, la riproduzione e alcune caratteristiche sessuali secondarie.
- Testicoli (negli uomini) :
  - Producono testosterone, che regola la spermatogenesi e le caratteristiche sessuali maschili.
- Ghiandola pineale :
  - Situata nel cervello, secerne la melatonina, che regola i ritmi circadiani ed è coinvolta nei cicli del sonno.

Queste ghiandole e i rispettivi ormoni lavorano a stretto contatto per mantenere l'omeostasi nell'organismo. Il minimo squilibrio può avere ripercussioni significative sulla salute, il che sottolinea l'importanza del sistema endocrino.

Malattie e condizioni comuni.

Il sistema endocrino, essendo essenziale per la regolazione di molte funzioni corporee, è soggetto a una serie di malattie e disturbi. Questi disturbi possono derivare da una produzione eccessiva o insufficiente di ormoni, oppure da una scarsa risposta degli organi bersaglio a questi ormoni. Ecco alcune delle malattie e dei disturbi endocrini più comuni:

- Diabete :
  - **Diabete di tipo 1**: il sistema immunitario attacca e distrugge le cellule β delle isole di Langerhans nel pancreas, con conseguente mancanza di produzione di insulina.
  - **Diabete di tipo 2**: l'insulina prodotta dal pancreas non viene utilizzata correttamente dall'organismo, portando alla resistenza all'insulina.
- Disturbi della tiroide :
  - **Ipotiroidismo**: la ghiandola tiroidea non produce abbastanza ormone tiroideo, con conseguente rallentamento del metabolismo.
  - **Ipertiroidismo**: sovrapproduzione di ormoni tiroidei, spesso dovuta alla malattia di Graves.
  - **Gozzo** : Aumento anormale delle dimensioni della ghiandola tiroidea.
  - **Noduli tiroidei**: Piccole escrescenze o lesioni nella ghiandola tiroidea.
  - Cancro alla tiroide.
- Disturbi della ghiandola paratiroidea :
  - **Iperparatiroidismo**: produzione eccessiva di ormone paratiroideo, spesso a causa di un tumore.
  - **Ipoparatiroidismo**: produzione insufficiente di PTH.
- Disturbi della ghiandola surrenale :
  - **Malattia di Cushing**: produzione eccessiva di cortisolo.
  - **Morbo di Addison**: produzione insufficiente di cortisolo e aldosterone.
  - **Iperaldosteronismo primario**: un eccesso di aldosterone che provoca un aumento della pressione sanguigna.
  - **Feocromocitoma**: tumore raro delle ghiandole surrenali che produce una quantità eccessiva di catecolamina.

- Disturbi ipofisari :
  - **Acromegalia**: produzione eccessiva di ormone della crescita negli adulti.
  - **Adenoma ipofisario**: tumore benigno dell'ipofisi.
  - **Ipopituitarismo**: produzione insufficiente di uno o più ormoni ipofisari.
- Disturbi riproduttivi :
  - **Sindrome dell'ovaio policistico (PCOS):** squilibrio ormonale nelle donne che porta a problemi ovarici.
  - **Ipogonadismo**: produzione insufficiente di testosterone negli uomini o di estrogeni nelle donne.
  - **Ginecomastia:** sviluppo anomalo del tessuto mammario negli uomini.
- Disturbi metabolici :
  - **Osteoporosi**: perdita di densità ossea, spesso legata alla riduzione della produzione di estrogeni nelle donne in post-menopausa.
- **Tumori endocrini:** sebbene siano rari, possono colpire qualsiasi ghiandola endocrina.

Ciascuna di queste malattie e condizioni può presentare una varietà di sintomi e richiede un approccio gestionale specifico. La diagnosi precoce e l'intervento appropriato sono essenziali per prevenire le complicazioni e garantire una qualità di vita ottimale ai pazienti.

L'importanza del ruolo dell'infermiera in endocrinologia.

L'infermiera di endocrinologia svolge un ruolo centrale nell'assistenza ai pazienti con disturbi endocrini. Il suo ruolo va ben oltre l'assistenza infermieristica tradizionale, poiché l'endocrinologia è una specialità complessa e multidimensionale. L'importanza dell'infermiera in questo contesto può essere esplorata da diversi punti di vista:

- **Educazione del paziente**: Le malattie endocrine, come il diabete o i disturbi della tiroide, spesso richiedono una gestione quotidiana e una buona comprensione della malattia. Gli infermieri sono spesso in prima linea nell'educare i pazienti sulla loro condizione, su come somministrare i farmaci, monitorare i sintomi e riconoscere i segnali di allarme di possibili complicazioni.
- **Gestione del trattamento**: Che si tratti di somministrare l'insulina a un paziente diabetico o di monitorare i livelli ormonali di una persona in trattamento tiroideo, l'infermiera è essenziale per garantire che i farmaci siano somministrati correttamente e che i pazienti siano al sicuro.
- **Ruolo di collegamento**: l'infermiera di endocrinologia spesso funge da collegamento tra il paziente e l'endocrinologo. Raccoglie dati, osserva l'evoluzione dei sintomi e trasmette queste informazioni, svolgendo così un ruolo essenziale nella strategia terapeutica complessiva.
- **Supporto psicologico**: la malattia endocrina può avere ripercussioni psicologiche. Il diabete, ad esempio, può influire sull'umore e sulla qualità di vita. Gli infermieri sono spesso i professionisti della salute più vicini ai pazienti e offrono sostegno, ascolto e consigli sulla gestione degli aspetti emotivi dei disturbi endocrini.
- **Monitoraggio continuo**: i progressi nel campo dell'endocrinologia sono costanti. Gli infermieri devono tenersi aggiornati sulle ultime ricerche, sulle tecniche di somministrazione e sulle raccomandazioni di cura per fornire la migliore assistenza possibile.
- **Promozione della salute**: come parte della prevenzione, in particolare per le malattie come il

diabete di tipo 2, gli infermieri svolgono un ruolo chiave nella sensibilizzazione sull'importanza di uno stile di vita sano, promuovendo una dieta equilibrata, un'attività fisica regolare e controlli medici regolari.

- **Emergenze endocrine**: che si tratti di una crisi tireotossica o di una grave ipoglicemia, l'infermiera è spesso il primo soccorritore, con le competenze e la formazione necessarie per stabilizzare il paziente e prevenire gravi complicazioni.

L'infermiera di endocrinologia è al centro dell'assistenza al paziente, combinando competenze tecniche, conoscenze approfondite e un approccio incentrato sul paziente. Questa combinazione unica li rende una parte indispensabile del team di assistenza endocrinologica.

Capitolo 2

LA REALTÀ QUOTIDIANA NEL REPARTO DI ENDOCRINOLOGIA

Struttura e organizzazione del servizio.

La struttura e l'organizzazione di un reparto di endocrinologia sono pensate per soddisfare le esigenze specifiche dei pazienti con disturbi endocrini. Di seguito viene illustrato come potrebbe essere strutturato e organizzato un servizio di questo tipo:

- Unità di cura specialistica :
    - **Unità di diabetologia:** per la cura specifica dei pazienti diabetici, con attrezzature dedicate come pompe di insulina, monitor di glucosio continuo, ecc.
    - **Unità tiroidea:** per i pazienti con disturbi alla tiroide.
    - **Ghiandola surrenale e unità pituitaria:** per disturbi più rari ma ugualmente importanti.
    - **Unità del metabolismo osseo:** per il trattamento di malattie come l'osteoporosi.
    - **Unità di riproduzione:** trattamento dei disturbi riproduttivi legati agli squilibri ormonali.
- Sale di consultazione :
    - Dove gli endocrinologi incontrano i pazienti per consultazioni di follow-up, esami iniziali e valutazioni continue.
- Laboratorio di endocrinologia :
    - Indispensabile per le analisi ormonali e altri test correlati.
- Area educativa :
    - Una sala dedicata alla formazione dei pazienti, ad esempio nella gestione del diabete, nell'autosomministrazione delle iniezioni, ecc.
- Farmacia integrata :
    - Per fornire ai pazienti tutti i farmaci specifici di cui hanno bisogno, come ormoni, insulina, ecc.

- Aree amministrative :
  - Uffici per il personale di coordinamento dell'assistenza, case manager, ecc.
- Zona di ricerca e sviluppo :
  - Alcuni grandi reparti di endocrinologia possono avere un'unità di ricerca per studiare nuove terapie o metodi di trattamento o per partecipare a studi clinici.
- Personale :
  - **Endocrinologi:** medici specializzati in endocrinologia.
  - **Infermieri specializzati:** formati specificamente in endocrinologia.
  - **Dietisti:** Essenziale per la gestione del diabete e di altri disturbi.
  - **Educatori del diabete:** per formare i pazienti alla gestione del diabete.
  - **Psicologi o consulenti:** per sostenere i pazienti nell'affrontare le sfide emotive dei disturbi endocrini.
  - **Assistenti medici:** Per aiutare nelle consultazioni e nelle procedure.
  - **Personale di laboratorio:** per eseguire e analizzare i test.
- Tecnologia e attrezzature :
  - All'avanguardia nel monitoraggio, nella diagnosi e nel trattamento delle malattie endocrine.
- Coordinamento delle cure:
- Un sistema efficiente per tenere traccia degli appuntamenti, dei trattamenti, dei piani di cura e della comunicazione tra gli operatori sanitari.

L'efficienza di un reparto di endocrinologia si basa su un'organizzazione fluida, dove ogni elemento lavora in sinergia per fornire un'assistenza olistica al paziente. La collaborazione interdisciplinare è al centro di questa dinamica, assicurando che ogni aspetto della salute del paziente sia preso in considerazione.

Interazione con i pazienti : contatti iniziali.

L'interazione con i pazienti, in particolare durante i primi contatti, è un momento essenziale che dà forma alla relazione terapeutica e stabilisce un clima di fiducia. Quando un paziente varca per la prima volta la porta di un reparto di endocrinologia, spesso è pieno di apprensione, domande e sentimenti contrastanti, che vanno dalla speranza all'ansia. È in questo preciso momento che l'importanza del contatto umano si rivela in tutta la sua dimensione.

In qualità di professionista sanitario, accogliere un paziente significa innanzitutto riconoscere la sua unicità, la sua storia e le problematiche relative al suo trattamento medico. Significa salutarlo calorosamente, offrirgli un sorriso rassicurante, invitarlo a esprimersi liberamente e ascoltare attentamente le sue parole. Questo primo incontro è una danza delicata in cui l'abilità clinica si mescola all'empatia, in cui ogni domanda posta mira a comprendere non solo il disturbo endocrino in questione, ma anche l'impatto emotivo, sociale e psicologico che ha.

In genere, la discussione prosegue con un'attenta revisione dell'anamnesi del paziente, dei sintomi attuali e delle aspettative, il tutto con un linguaggio chiaro e comprensibile. Allo stesso tempo, l'ascolto attivo gioca un ruolo cruciale, in quanto ci permette non solo di rilevare ciò che non è stato detto, ma anche di identificare eventuali preoccupazioni o paure che potrebbero essere in agguato sullo sfondo.

Questo primo contatto è anche un'opportunità per condividere informazioni, spiegare le fasi successive della cura del paziente e rassicurarlo sulla qualità dell'assistenza che gli verrà fornita. È un momento di scambio in cui ciascuna parte conosce l'altra, tessendo i primi fili di quella che promette di essere una collaborazione stretta e fruttuosa.

I primi contatti con i pazienti di endocrinologia sono molto più di una semplice formalità medica. Sono il preludio di una relazione terapeutica basata sulla fiducia, sulla benevolenza e sul rispetto reciproco, i pilastri essenziali per navigare insieme verso la guarigione.

Gestione delle emergenze endocrine.

La gestione delle emergenze endocrine è un aspetto cruciale della medicina endocrina, che richiede un intervento rapido, precisione diagnostica e competenza terapeutica. Queste emergenze sono situazioni in cui uno squilibrio ormonale o una complicazione di un disturbo endocrino minacciano la salute o la vita del paziente e richiedono un trattamento immediato.

Quando un paziente arriva al Pronto Soccorso con un quadro clinico che suggerisce una crisi endocrina, il primo passo è una valutazione rapida ma approfondita della sua condizione. Questo spesso comporta brevi domande per comprendere la storia recente, compreso l'uso di farmaci, l'insorgenza dei sintomi e altri possibili fattori scatenanti. Allo stesso tempo, viene effettuata una valutazione vitale per controllare parametri come la pressione sanguigna, la frequenza cardiaca, la temperatura e la saturazione di ossigeno.

Tra le emergenze endocrine più comuni c'è la crisi surrenalica acuta, spesso legata a un'insufficienza surrenalica non trattata e che si manifesta con grave debolezza, ipotensione e alterazione dello stato mentale. Esiste anche la crisi tireotossica o tempesta tiroidea, che è una grave esacerbazione dell'ipertiroidismo. Il coma ipoglicemico, di solito nei pazienti diabetici, dove una drastica caduta dei livelli di zucchero nel sangue può portare alla perdita di coscienza, è un'altra emergenza frequente. E naturalmente non dobbiamo dimenticare il coma iperosmolare e la chetoacidosi diabetica, due gravi complicanze del diabete mal controllato.

Una volta fatta o sospettata una diagnosi, il trattamento deve essere iniziato senza indugio. Nella maggior parte di queste emergenze, il tempo è fondamentale e ogni minuto conta. Gli interventi possono variare dalla semplice somministrazione di glucosio per via endovenosa per l'ipoglicemia a trattamenti più complessi, come i corticosteroidi per una crisi surrenale o la terapia di raffreddamento per una tempesta tiroidea.

Dopo la stabilizzazione iniziale del paziente, si effettuano ulteriori indagini per determinare la causa di fondo dell'emergenza. Questo può includere una serie di esami di laboratorio, immagini mediche e, a volte, un consulto con un endocrinologo specializzato.
La gestione delle emergenze endocrine è un delicato equilibrio tra rapidità d'azione, competenza clinica e assistenza olistica al paziente. La capacità di agire in modo efficace e di prendere le decisioni giuste in queste situazioni stressanti riflette non solo l'abilità del medico, ma anche la profondità e la complessità dell'endocrinologia come specialità medica.

Le specificità del lavoro notturno.

Il lavoro notturno nella professione medica, e più in generale in molti settori, ha caratteristiche uniche che lo distinguono dal lavoro diurno. Lavorare quando la maggior parte del mondo dorme offre una prospettiva diversa, con le sue sfide e le sue ricompense.

1. Ritmo circadiano disturbato:
Una delle maggiori difficoltà del lavoro notturno è l'interruzione del ritmo circadiano. Il nostro orologio biologico è programmato per essere sveglio durante il giorno e addormentato di notte. L'inversione di questo schema può avere conseguenze per la nostra salute, tra cui una maggiore stanchezza, disturbi del sonno e un aumento del rischio di alcune malattie.

2. Aumento dei requisiti:
Sebbene l'orario notturno possa sembrare più tranquillo in alcune strutture, spesso c'è meno personale, il che significa che ogni operatore può avere un carico di lavoro più pesante, essere chiamato a gestire situazioni di emergenza con meno supporto o svolgere compiti che esulano dalla sua specialità abituale.

3. Ambiente di lavoro diverso:
Di notte, l'atmosfera è diversa. I corridoi sono più silenziosi, le luci più fioche. Questa atmosfera può essere sia rilassante che pesante. Per alcune persone, la calma della notte facilita la concentrazione, mentre altre possono sentirsi isolate o sole.

4. Processo decisionale :
Con un numero ridotto di personale amministrativo e medico in loco, il personale notturno può spesso trovarsi di fronte a situazioni in cui è necessario prendere decisioni

rapide e autonome, che possono essere sia gratificanti che stressanti.

5. Relazioni interpersonali :
Di notte, i legami tra colleghi possono diventare più forti. Di fronte alle sfide uniche del lavoro notturno, spesso si sviluppa un cameratismo tra i lavoratori notturni. Inoltre, la natura spesso più intima del lavoro notturno può anche consentire interazioni più profonde e significative con i pazienti.

6. Considerazioni pratiche :
I lavoratori notturni devono spesso pensare a dettagli che i lavoratori diurni non considerano. Dove trovare un pasto nel cuore della notte? Come dorme durante il giorno quando il mondo esterno è rumoroso e luminoso? Come si gestiscono gli obblighi familiari e sociali quando si lavora in modo opposto?

7. Compensi e benefici:
Riconoscendo le sfide del lavoro notturno, molti datori di lavoro offrono indennità notturne o benefici aggiuntivi per il personale notturno.
Lavorare di notte è un'esperienza molto particolare, che richiede adattabilità e resilienza. Anche se non è per tutti, molti trovano soddisfazione e benefici inaspettati nella calma e nell'unicità del mondo notturno.

Capitolo 3

TECNICHE
E
PROCEDURE

Campione di sangue
e gli esami ormonali.

Il prelievo di sangue e i test ormonali sono strumenti essenziali nel campo dell'endocrinologia, che consentono di valutare e diagnosticare varie condizioni legate agli squilibri ormonali. Quando l'organismo manifesta sintomi che fanno pensare a un disturbo endocrino, spesso è necessario analizzare la concentrazione di ormoni nel sangue per confermare o escludere una diagnosi sospetta.

Campioni di sangue :
La prima fase di un test ormonale è solitamente un prelievo di sangue. Effettuato da un infermiere o da un tecnico di laboratorio, comporta l'inserimento di un ago in una vena, di solito all'altezza del gomito, per raccogliere un campione di sangue. Il test è generalmente rapido e, sebbene a volte scomodo, è di solito ben tollerato.

Va notato che per alcuni test ormonali, l'ora del prelievo è fondamentale. Ad esempio, alcuni ormoni, come il cortisolo, seguono un ritmo circadiano e possono richiedere il prelievo in un momento specifico della giornata. Altri test possono richiedere il digiuno o condizioni particolari prima del prelievo.

Test ormonali :
Una volta raccolto il campione di sangue, questo viene inviato al laboratorio per l'analisi. Ecco alcuni dei test ormonali più comuni:

- Test della tiroide :
  - TSH (ormone stimolante la tiroide): Per valutare la funzione tiroidea.
  - T3 e T4 (ormoni tiroidei): Misura i livelli degli ormoni prodotti dalla ghiandola tiroidea.

- Test surrenali:
  - Cortisolo: ormone prodotto dalle ghiandole surrenali, particolarmente importante nella risposta allo stress.
  - Aldosterone e renina: utili per valutare l'equilibrio dei liquidi e la pressione sanguigna.
- Test di riproduzione :
  - LH e FSH: ormoni gonadotropi coinvolti nella riproduzione.
  - Estradiolo, progesterone, testosterone: ormoni sessuali femminili e maschili.
- Test del pancreas :
  - Insulina e C-peptide: per valutare la funzione delle cellule beta pancreatiche.
  - Glucosio: per diagnosticare o monitorare il diabete.
- Altri test :
  - Ormone paratiroideo (PTH): collegato alle ghiandole paratiroidi e al metabolismo del calcio.
  - Ormone della crescita: importante per la crescita e il metabolismo.

Una volta completati gli esami, i risultati vengono interpretati dall'endocrinologo, che valuta se i livelli ormonali rientrano nell'intervallo normale o se suggeriscono uno squilibrio o una condizione. Queste informazioni sono essenziali per formulare una diagnosi precisa e guidare il trattamento del paziente.

Somministrazione del trattamento.

La somministrazione di trattamenti in endocrinologia è un compito delicato, che richiede una conoscenza approfondita dei disturbi endocrini e dei farmaci utilizzati per trattarli. Gli ormoni, per loro natura, svolgono un ruolo regolatore nell'organismo e la loro sostituzione o modulazione deve essere effettuata con precisione per evitare squilibri potenzialmente dannosi.

1. Metodi di somministrazione :
- **Per via orale**: Molti trattamenti endocrini vengono somministrati per via orale sotto forma di compresse o capsule, come gli ormoni tiroidei o alcuni farmaci per il diabete.
- **Iniezione**: alcuni trattamenti, come l'insulina o l'ormone della crescita, vengono somministrati per iniezione, per via sottocutanea, intramuscolare o, più raramente, per via endovenosa.
- **Pompe a infusione**: per esempio, pompe di insulina che somministrano continuamente l'insulina a una velocità basale e somministrano dosi supplementari al momento dei pasti.
- **Impianti e dispositivi a rilascio prolungato**: Come gli impianti di testosterone o i dispositivi intrauterini che rilasciano progestinici.
- **Per via topica**: sotto forma di gel o cerotti, come alcuni trattamenti a base di testosterone o estrogeni.

2. Dosaggio :
Un dosaggio accurato è essenziale. Un sovradosaggio o un sottodosaggio possono avere conseguenze gravi. Il monitoraggio regolare dei livelli ematici di un ormone o di un farmaco può essere necessario per regolare il dosaggio.

3. Monitoraggio e adattamento:
L'efficacia e la tollerabilità del trattamento devono essere monitorate regolarmente. Ciò può comportare esami del sangue, esami fisici e colloqui con il paziente per identificare eventuali effetti collaterali o sintomi persistenti.

4. Educazione del paziente:
È fondamentale educare il paziente sull'importanza di assumere il trattamento come prescritto, di riconoscere i

segnali di sovradosaggio o sottodosaggio e di sapere quando chiedere consiglio. Per alcuni trattamenti, come l'insulina, il paziente potrebbe aver bisogno di una formazione sulla tecnica di iniezione.

5. Interazioni farmacologiche :
Gli ormoni possono interagire con altri farmaci che il paziente potrebbe assumere. È quindi essenziale monitorare queste interazioni e adattare i trattamenti di conseguenza.

6. Aspetti psicologici :
L'assunzione di ormoni può influire sull'umore e sul comportamento. È importante monitorare e sostenere la paziente in queste aree, in collaborazione con altri professionisti sanitari, se necessario.

La somministrazione di trattamenti endocrinologici è un compito complesso che richiede un'attenzione costante, competenze mediche e una stretta collaborazione con il paziente. Ogni paziente è unico e il trattamento deve essere personalizzato di conseguenza, per garantire i migliori risultati possibili.

Prevenire le complicazioni.

La prevenzione delle complicanze è un aspetto essenziale della gestione dei disturbi endocrini. Data la natura regolatrice degli ormoni su molte funzioni corporee, gli squilibri o i trattamenti inappropriati possono portare a una serie di complicazioni, alcune delle quali gravi. È quindi essenziale adottare strategie preventive.

1. Educazione e formazione del paziente:
Uno dei primi passi per prevenire le complicanze è assicurarsi che i pazienti siano ben informati sulla loro

malattia, sui trattamenti prescritti e sui comportamenti da adottare. Per esempio, un paziente diabetico deve essere istruito sull'automonitoraggio della glicemia, su come regolare la dose di insulina, su come riconoscere i segnali di iperglicemia o ipoglicemia e su come intervenire.

2. Controlli medici regolari:
Un attento monitoraggio consente di identificare e trattare rapidamente i potenziali disturbi. Questo può includere consultazioni regolari con un endocrinologo, esami del sangue periodici e altri esami diagnostici.

3. Aderenza terapeutica :
È essenziale che i pazienti seguano il piano di trattamento prescritto, sia che si tratti di assumere farmaci, adottare modifiche dello stile di vita o seguire altre raccomandazioni mediche. La mancata aderenza può aumentare significativamente il rischio di complicazioni.

4. Stili di vita sani:
Molti disturbi endocrini, come il diabete di tipo 2 o l'osteoporosi, possono essere influenzati dallo stile di vita. Incoraggiare una dieta equilibrata, un'attività fisica regolare e limitare il consumo di alcol e il fumo può aiutare a prevenire le complicazioni.

5. Coordinamento delle cure:
La collaborazione tra diversi professionisti della salute, come medici di base, endocrinologi, dietisti, infermieri specializzati e psicologi, tra gli altri, può garantire un'assistenza olistica al paziente.

6. Identificare e gestire i fattori di rischio:
Questo può includere il controllo della pressione sanguigna, la gestione del peso, il monitoraggio del profilo lipidico e altre misure per ridurre i rischi associati a determinati disturbi endocrini.

7. Vaccinazioni e prevenzione delle infezioni:
Per esempio, i pazienti diabetici sono più suscettibili alle infezioni. Pertanto, possono essere raccomandate vaccinazioni regolari, come il vaccino antinfluenzale o il vaccino contro lo pneumococco.

8. Sensibilizzazione sull'importanza del monitoraggio:
Motivare i pazienti a partecipare attivamente alla loro cura, a riconoscere l'importanza delle visite di controllo e a non trascurare i sintomi insoliti.

La prevenzione delle complicanze in endocrinologia è un approccio proattivo che coinvolge sia gli operatori sanitari che i pazienti. Si basa su una solida educazione, un monitoraggio regolare, un'aderenza terapeutica e una gestione completa, con l'obiettivo di garantire una qualità di vita ottimale per il paziente, riducendo al minimo i rischi associati alla malattia e al trattamento.

Educazione terapeutica del paziente.

L'educazione terapeutica del paziente è un percorso di collaborazione tra operatore sanitario e paziente, incentrato sull'empowerment e sulla presa in carico attiva della propria salute. Va ben oltre la semplice trasmissione di informazioni; mira a dotare i pazienti delle competenze e delle conoscenze necessarie per gestire la loro malattia, migliorare la loro qualità di vita e prevenire le complicazioni. Il cuore di questo approccio educativo è il riconoscimento che l'individuo non è semplicemente il destinatario di istruzioni, ma un attore a pieno titolo della propria cura. È in questo contesto che si instaura un dialogo ricco e bidirezionale, in cui i pazienti sono incoraggiati a fare domande, a condividere le loro preoccupazioni e a esprimere le loro esigenze e aspirazioni relative alla loro condizione.

L'educazione terapeutica non si limita alla comprensione della malattia o del trattamento prescritto. Comprende anche la capacità di riconoscere e agire sui sintomi, di comprendere l'importanza dell'aderenza al trattamento, di gestire gli aspetti psicologici ed emotivi della malattia e di adottare stili di vita sani. Ogni sessione educativa è quindi un'opportunità per il paziente di acquisire o rafforzare queste competenze, con il supporto e l'esperienza del team sanitario.

Il ruolo dell'operatore sanitario in questo processo è fondamentale. Oltre a fornire informazioni accurate e aggiornate, deve essere un buon ascoltatore, mostrare empatia, adattare il discorso al livello di comprensione del paziente e incoraggiarne la partecipazione attiva. Si tratta di uno scambio rispettoso in cui il paziente si sente valorizzato e sostenuto.

Quando i pazienti si immergono in questo processo educativo, i benefici diventano evidenti. Una maggiore autonomia nella gestione della malattia, meno ricoveri e complicazioni, una migliore qualità di vita e una maggiore soddisfazione per l'assistenza ricevuta sono solo alcuni dei numerosi benefici.

L'educazione terapeutica del paziente è una danza armoniosa, dove l'esperienza clinica incontra l'umanità e dove ogni passo, ogni movimento, è diretto verso un obiettivo finale: il benessere e la realizzazione del paziente di fronte alla sua condizione.

Capitolo 4

MALATTIE
E
TRATTAMENTO

Diabete mellito : un'epidemia globale.

• Comprendere la malattia.

Il diabete mellito è una condizione che sta attirando molta attenzione, e per una buona ragione: è una malattia cronica in aumento in tutto il mondo, che colpisce milioni di persone di tutte le età e di tutti i ceti sociali. Comprendere questa malattia significa innanzitutto scavare nel funzionamento interno del nostro corpo, per scoprire i meccanismi che regolano i livelli di zucchero nel sangue.

Nel cuore del nostro corpo, il pancreas svolge un ruolo fondamentale. Questa ghiandola, situata dietro lo stomaco, produce un ormone essenziale: l'insulina. Come un direttore d'orchestra, l'insulina stabilisce il ritmo e regola la quantità di glucosio, o zucchero, nel sangue. Dopo aver mangiato, quando il nostro cibo viene convertito in glucosio, è l'insulina che entra in gioco per consentire alle cellule del nostro corpo di utilizzare questo glucosio come fonte di energia o di immagazzinarlo per un uso successivo.

Il diabete mellito si verifica quando questo delicato processo viene interrotto. Esistono due tipi principali:

- **Diabete di tipo 1**: in questo caso, l'organismo produce poca o nessuna insulina perché le cellule del pancreas che la producono vengono distrutte dal sistema immunitario del paziente. Questa forma di diabete compare generalmente nelle persone giovani, da cui il nome precedente di "diabete giovanile". Le ragioni esatte di questa distruzione autoimmune sono ancora in fase di studio, ma sembrano essere coinvolti fattori genetici e ambientali.

- **Diabete di tipo 2**: molto più comune, questo tipo di diabete è caratterizzato dalla resistenza all'insulina. Ciò significa che, sebbene il pancreas produca insulina, l'organismo non risponde in modo efficace ad essa. Con il tempo, il pancreas potrebbe non produrre più insulina sufficiente per mantenere livelli normali di zucchero nel sangue. Questa forma di diabete è spesso associata all'età, all'obesità, a uno stile di vita sedentario e a fattori genetici.

Le conseguenze di livelli di zucchero nel sangue non controllati sono numerose e possono interessare quasi tutti gli organi. Le complicazioni a lungo termine includono problemi cardiaci, renali, oculari e nervosi, tra gli altri. Inoltre, le ferite possono impiegare più tempo a guarire e il rischio di infezioni aumenta.

I sintomi comuni del diabete, sia di tipo 1 che di tipo 2, includono sete intensa, minzione frequente, stanchezza persistente, perdita di peso inspiegabile (più comune nel tipo 1), visione offuscata e fame eccessiva.

La gestione del diabete si basa su una combinazione di farmaci (come l'insulina o gli antidiabetici orali), una dieta equilibrata, un'attività fisica regolare e un attento monitoraggio dei livelli di zucchero nel sangue.

In breve, il diabete mellito è una sfida medica e sociale importante. La comprensione e la gestione richiedono un approccio globale e multidisciplinare, che metta il paziente al centro delle nostre preoccupazioni, attingendo ai progressi scientifici e medici per offrire un'assistenza sempre più personalizzata ed efficace.

• Cura e intervento.

La cura e gli interventi per il diabete mellito sono una parte essenziale della gestione di questa complessa malattia. La chiave sta in un approccio completo e personalizzato per ogni paziente, che garantisca un controllo glicemico ottimale, preservando la qualità della vita.

1. Monitoraggio dei livelli di glucosio nel sangue :
Questo è l'elemento centrale del monitoraggio del diabete. La misurazione regolare dei livelli di zucchero nel sangue, tramite dispositivi di monitoraggio domiciliare, sensori continui o test di laboratorio come l'HbA1c (che fornisce un livello medio di glucosio nell'arco di 3 mesi), consente di regolare il trattamento e di prevenire le complicanze.

2. Farmaci antidiabetici :
- **Terapia insulinica**: per i pazienti con diabete di tipo 1 e per alcuni pazienti con diabete di tipo 2, la somministrazione di insulina è essenziale. Può essere somministrata tramite iniezioni convenzionali o pompe di insulina.
- **Antidiabetici orali**: utilizzati principalmente per il diabete di tipo 2, agiscono in vari modi, come l'aumento della secrezione di insulina, il miglioramento della sensibilità all'insulina o il rallentamento dell'assorbimento del glucosio da parte dell'intestino.

3. Consigli dietetici :
Una dieta equilibrata e appropriata è fondamentale per la gestione del diabete. L'accento va posto su una dieta ricca di fibre e povera di zuccheri semplici, con un apporto controllato di carboidrati complessi. Un dietologo specializzato può fornire consigli preziosi sulle scelte alimentari, sulle dimensioni delle porzioni e sulla considerazione dell'impatto dei pasti sui livelli di zucchero nel sangue.

4. Attività fisica :
L'esercizio fisico regolare aiuta a migliorare la sensibilità all'insulina, a controllare i livelli di zucchero nel sangue e a mantenere un peso sano. Le raccomandazioni sono personalizzate in base alle capacità e alle preferenze di ciascun paziente.

5. Prevenzione e gestione delle complicazioni:
Questo include consultazioni regolari con specialisti come l'oculista per monitorare la retinopatia diabetica, il podologo per la cura dei piedi o il nefrologo per monitorare la funzione renale.

6. Educazione terapeutica :
Insegnare ai pazienti come gestire la loro malattia, adattare il loro trattamento, riconoscere e trattare gli episodi di ipo o iperglicemia e adottare comportamenti utili per la loro salute.

7. Supporto psicologico :
Quando ci si trova di fronte a una diagnosi cronica, è essenziale affrontare l'aspetto emotivo. Il supporto psicologico, individuale o di gruppo, può aiutare a gestire lo stress, l'ansia e la depressione associati alla malattia.

8. Innovazioni tecnologiche :
Oggi esistono strumenti come i monitor continui del glucosio, le applicazioni di tracciamento mobile e le pompe di insulina intelligenti che possono migliorare notevolmente la gestione del diabete.

Ogni intervento o trattamento è personalizzato in base all'individualità del paziente, al tipo di diabete, alle sue esigenze e al suo stile di vita. La stretta collaborazione tra il paziente, l'endocrinologo e l'intera équipe medica è la pietra miliare di una gestione di successo del diabete mellito, con l'obiettivo di ottenere un controllo glicemico ottimale e una vita piena e soddisfacente.

• **Gestione dell'ipoglicemia e dell'iperglicemia.**
La gestione dell'ipoglicemia e dell'iperglicemia è fondamentale per le persone con diabete. Queste fluttuazioni dei livelli di zucchero nel sangue possono avere conseguenze che vanno da un lieve fastidio fino a un esito

potenzialmente fatale, se non vengono trattate in modo rapido ed efficace.

Ipoglicemia :
L'ipoglicemia si verifica quando i livelli di glucosio nel sangue sono anormalmente bassi, generalmente inferiori a 70 mg/dL, anche se questa soglia può variare da persona a persona.

- **Sintomi comuni:** Tremore, sudorazione, vertigini, fame, irritabilità, palpitazioni, confusione, debolezza, eloquio confuso, sonnolenza e, nei casi più gravi, perdita di coscienza o convulsioni.
  - Gestione :
  - Spesso viene insegnata la regola del "15": mangiare 15 grammi di carboidrati ad azione rapida (ad esempio, 3-4 zollette di zucchero, un bicchiere di succo d'arancia o una gelatina di glucosio) e poi controllare la glicemia dopo 15 minuti. Se rimane bassa, mangi di nuovo 15 grammi di carboidrati.
  - Eviti di mangiare cibi ricchi di grassi per correggere l'ipoglicemia, in quanto rallentano l'assorbimento del glucosio.
  - Una volta che i livelli di zucchero nel sangue si sono stabilizzati, se il pasto successivo è a più di un'ora di distanza, mangi uno spuntino equilibrato per evitare un'altra ipoglicemia.

Iperglicemia :
L'iperglicemia si riferisce a livelli di glucosio nel sangue anormalmente elevati. Anche se ci possono essere variazioni individuali, in genere si ritiene che sia presente quando i livelli di glucosio nel sangue superano i 180 mg/dL dopo un pasto.

- **Sintomi comuni:** Sete eccessiva, minzione frequente, affaticamento, visione offuscata, lenta guarigione delle ferite e, nei casi più gravi, respirazione rapida, odore fruttato dell'alito e perdita di coscienza.

- Gestione :
- Controlli regolarmente i livelli di zucchero nel sangue e aggiusti il trattamento in base alle raccomandazioni del suo medico.
- Beva molta acqua per favorire l'eliminazione del glucosio in eccesso attraverso l'urina.
- Eviti le bevande zuccherate o i cibi che potrebbero aumentare ulteriormente i livelli di zucchero nel sangue.
- Consulti un medico se i livelli di zucchero nel sangue rimangono elevati o se si sviluppano sintomi di chetosi (odore fruttato nell'alito, nausea, vomito, dolore addominale).

Per entrambe le situazioni, è essenziale essere ben informati e preparati. Ciò significa avere sempre a disposizione del glucosio o una fonte di carboidrati per trattare l'ipoglicemia, o avere i mezzi per controllare i livelli di zucchero nel sangue se si verificano i sintomi dell'iperglicemia. Inoltre, una comunicazione regolare con gli operatori sanitari e un'educazione continua sul diabete possono aiutare a prevenire e a gestire efficacemente questi episodi di glicemia.

Disturbi della tiroide.

• Ipertiroidismo e ipotiroidismo.

L'ipertiroidismo e l'ipotiroidismo sono due disturbi comuni del sistema endocrino che influenzano la funzione della ghiandola tiroidea, un organo a forma di farfalla situato alla base del collo. Questa ghiandola produce gli ormoni tiroidei, principalmente la tiroxina (T4) e la triiodotironina (T3), che svolgono un ruolo chiave nella regolazione del metabolismo energetico dell'organismo.

Ipertiroidismo :

L'ipertiroidismo si riferisce a una sovrapproduzione di ormoni tiroidei.

- Cause comuni:
    - Malattia di Graves: una malattia autoimmune in cui l'organismo produce anticorpi che stimolano eccessivamente la ghiandola tiroidea.
    - Gozzo multinodulare tossico: presenza di noduli o tumori non cancerosi che producono una quantità eccessiva di ormone tiroideo.
    - Tiroidite: un'infiammazione della ghiandola tiroidea, che a volte rilascia troppi ormoni immagazzinati.
- Sintomi comuni:
    - Palpitazioni, tremori, irritabilità.
    - Perdita di peso inspiegabile, aumento dell'appetito.
    - Sudorazione eccessiva, intolleranza al calore.
    - Diarrea o movimenti intestinali frequenti.
    - Occhi esangui o irritazione oculare (in particolare nella malattia di Graves).
    - Stanchezza.
- Gestione ed elaborazione :
    - Farmaci antitiroidei (ad esempio, metimazolo).
    - Iodio radioattivo per ridurre le dimensioni e l'attività della ghiandola.
    - Chirurgia (tiroidectomia) in alcuni casi.
    - Beta-bloccanti per ridurre alcuni sintomi.

Ipotiroidismo :

Descrive una situazione in cui la ghiandola tiroidea non produce abbastanza ormoni.

- Cause comuni:
    - Tiroidite di Hashimoto: una malattia autoimmune in cui la ghiandola tiroidea viene progressivamente distrutta.

- Trattamento dell'ipertiroidismo (iodio radioattivo o intervento chirurgico) che riduce eccessivamente l'attività della tiroide.
- Alcuni farmaci, come il litio.
- Mancanza di iodio nella dieta.
- Sintomi comuni:
  - Stanchezza, debolezza.
  - Aumento di peso inspiegabile, difficoltà a perdere peso.
  - Pelle secca, capelli fragili e perdita di capelli.
  - Sensazione di freddo.
  - Costipazione.
  - Basso umore o depressione.
- Gestione ed elaborazione :
  - Levotiroxina: un farmaco che sostituisce l'ormone tiroideo mancante.
  - Monitoraggio regolare dei livelli di ormoni tiroidei per regolare la dose di levotiroxina, se necessario.
  - Considerazioni dietetiche per garantire un'adeguata assunzione di iodio.

La comprensione di questi due disturbi richiede un approccio integrato, che tenga conto non solo dei sintomi clinici, ma anche delle esigenze emotive e psicologiche del paziente. L'aderenza al trattamento, Il monitoraggio regolare e l'educazione del paziente sono essenziali per una gestione ottimale sia dell'ipertiroidismo che dell'ipotiroidismo.

• Cancro alla tiroide.
Il cancro alla tiroide, sebbene sia meno comune rispetto ad altri tipi di cancro, ha visto un aumento della prevalenza negli ultimi anni, spesso attribuito al miglioramento delle tecniche di diagnosi. La tiroide, una ghiandola endocrina a forma di farfalla situata alla base del collo, svolge un ruolo cruciale nella regolazione del metabolismo del corpo attraverso la produzione di ormoni.

<u>Tipi di cancro alla tiroide :</u>

- **Carcinoma papillare**: è il tipo più comune. In genere è a crescita lenta e si sviluppa nelle cellule follicolari.

- **Carcinoma follicolare**: meno comune del carcinoma papillare, si sviluppa anch'esso nelle cellule follicolari e può diffondersi ulteriormente nel corpo.

- **Carcinoma midollare**: inizia nelle cellule C (parafollicolari) della tiroide, che producono l'ormone calcitonina. La sua progressione è generalmente più aggressiva rispetto ai carcinomi papillari o follicolari.

- **Carcinoma anaplastico: si tratta di** un tipo di cancro alla tiroide raro ma molto aggressivo, che progredisce rapidamente.

<u>Sintomi :</u>

Molti tumori della tiroide inizialmente non causano sintomi. Tuttavia, man mano che progrediscono, possono comparire dei segni:

- Una massa o un nodulo nel collo, spesso rilevato durante un esame fisico o per caso durante la diagnostica per immagini.
- Dolore alla gola o al collo.
- Cambiamenti nella voce, in particolare una voce rauca.
- Difficoltà a deglutire.
- Respiro corto o affanno.
- Gonfiore dei linfonodi del collo.

<u>Diagnosi :</u>

- **Ecografia tiroidea**: è il primo passo per valutare le dimensioni e la struttura dei noduli.

- **Biopsia con ago sottile**: serve ad analizzare campioni di tessuto tiroideo per rilevare la presenza di cellule cancerose.

- **Esami del sangue**: per valutare la funzione tiroidea e misurare i livelli di ormone tiroideo.

- **Scansione della tiroide**: serve a determinare la natura "calda" o "fredda" di un nodulo, che può aiutare a stabilire se è probabile che sia benigno o maligno.

Trattamento :

Il trattamento dipende dal tipo e dallo stadio del tumore, oltre che dalla salute generale del paziente:

- **Chirurgia**: la tiroidectomia totale o parziale viene comunemente eseguita per rimuovere tutta o parte della ghiandola tiroidea.
- **Terapia con iodio radioattivo (RAI):** viene utilizzata dopo l'intervento chirurgico per distruggere le cellule tiroidee residue.
- **Terapia ormonale**: per sostituire gli ormoni tiroidei e inibire la secrezione di TSH, che potrebbe stimolare la crescita delle cellule tumorali.
- **Radioterapia o chemioterapia**: in genere è riservata ai tumori più aggressivi o avanzati.

Previsioni :

La prognosi del tumore alla tiroide è generalmente favorevole, soprattutto per i soggetti giovani e per i tumori individuati in fase iniziale. I carcinomi papillari e follicolari sono spesso curabili, mentre i carcinomi midollari e anaplastici presentano maggiori difficoltà.

La prevenzione, la diagnosi precoce e la gestione appropriata sono essenziali per garantire il miglior esito possibile alle persone affette da cancro alla tiroide. Anche la ricerca continua a fare progressi nella comprensione e nel trattamento di questa malattia.

- **Follow-up post-operatorio.**

Il follow-up post-operatorio è una fase cruciale dopo qualsiasi procedura chirurgica, compresa la chirurgia della tiroide. Ha lo scopo di monitorare il recupero del paziente, individuare e gestire eventuali complicazioni e garantire il raggiungimento degli obiettivi terapeutici, in particolare nel contesto della chirurgia del cancro alla tiroide.

1. Sorveglianza immediata :

- **Dolore**: il dolore e il fastidio nel sito di incisione sono comuni e possono essere gestiti con gli analgesici prescritti.
- **Funzione vocale**: la chirurgia della tiroide può talvolta influenzare i nervi laringei, per cui è importante monitorare qualsiasi cambiamento nella voce o difficoltà nel parlare.
- **Calcio**: i livelli di calcio possono diminuire se le ghiandole paratiroidi adiacenti alla tiroide vengono danneggiate durante l'intervento chirurgico, causando intorpidimento, formicolio o crampi muscolari.

2. Monitoraggio a medio e lungo termine:

- **Guarigione**: il chirurgo valuterà la cicatrice, assicurandosi che stia guarendo correttamente ed eventualmente suggerirà trattamenti o raccomandazioni per minimizzarne l'aspetto.
- **Funzione tiroidea**: dopo una tiroidectomia totale, i pazienti dovranno probabilmente assumere farmaci sostitutivi della tiroide per tutta la vita. Esami del sangue regolari permetteranno di regolare la dose.
- **Monitoraggio del cancro**: per coloro che hanno subito un intervento chirurgico per il cancro alla tiroide, il monitoraggio è essenziale per individuare eventuali recidive. Questo può includere esami del sangue per misurare i livelli di tireoglobulina, ecografie e, talvolta, scansioni della tiroide.
- **Terapia con iodio radioattivo**: alcuni pazienti possono richiedere un trattamento post-operatorio con iodio radioattivo per eliminare le cellule tiroidee residue o per trattare il cancro ricorrente.

3. Complicazioni e gestione:

- **Ipocalcemia**: se le ghiandole paratiroidi sono state colpite, possono essere necessari integratori di calcio e vitamina D.

- **Complicazioni vocali**: le terapie vocali possono essere offerte se il paziente ha problemi persistenti con la voce.
- **Linfedema**: a volte può verificarsi un accumulo di liquido linfatico nel collo, che richiede fisioterapia o altri interventi.

4. Supporto emotivo e psicologico:
L'intervento chirurgico e la diagnosi di cancro possono essere emotivamente stressanti. L'assistenza psicologica, attraverso sessioni di terapia, gruppi di sostegno o consultazioni con specialisti, può essere utile.

5. Educazione e responsabilizzazione del paziente:
Fornire informazioni dettagliate sulla gestione post-operatoria, sul riconoscimento dei segni di complicazioni, sull'importanza di assumere regolarmente i farmaci e sulle raccomandazioni dietetiche.

Il monitoraggio post-operatorio è una collaborazione tra il paziente e l'équipe medica, incentrata sul recupero, sulla prevenzione delle complicazioni e sulla garanzia della migliore qualità di vita possibile. Ogni fase, dal monitoraggio immediato ai controlli regolari a lungo termine, è essenziale per garantire il miglior risultato possibile per il paziente.

Condizioni che colpiscono le ghiandole surrenali, pituitarie e paratiroidee.

Le ghiandole endocrine svolgono un ruolo fondamentale nella regolazione delle funzioni corporee attraverso la produzione di ormoni. Tra queste, le ghiandole surrenali, l'ipofisi e le paratiroidi sono essenziali per l'equilibrio fisiologico. Le condizioni che colpiscono queste ghiandole possono portare a una serie di disturbi metabolici.

Ghiandole surrenali :
Situate sopra ogni rene, producono una serie di ormoni, tra cui il cortisolo, l'aldosterone e gli androgeni.

- **Ipercorticismo**: Comunemente nota come sindrome di Cushing, è caratterizzata da una sovrapproduzione di cortisolo. Sintomi: obesità centrata sul tronco, viso arrotondato, smagliature violacee, debolezza muscolare e ossea, pressione alta.
- **Ipofunzione (o insufficienza surrenale)**: nota come malattia di Addison, deriva da una produzione insufficiente di cortisolo e spesso di aldosterone. Sintomi: affaticamento, perdita di peso, macchie scure sulla pelle, pressione bassa.

Ghiandola pituitaria :
Situata alla base del cervello, questa piccola ghiandola è spesso chiamata "ghiandola madre" perché regola molte altre ghiandole endocrine.

- **Adenoma ipofisario**: un tumore benigno che può premere sui tessuti vicini o produrre un eccesso di ormoni. I sintomi dipendono dall'ormone in eccesso.
- **Insufficienza ipofisaria**: riduzione della produzione di uno o più ormoni ipofisari. I sintomi dipendono da quale ormone è insufficiente.

Paratiroidi :
Quattro piccole ghiandole situate dietro la tiroide, regolano il calcio e il fosfato nell'organismo.

- **Iperparatiroidismo**: comporta una sovrapproduzione di paratormone, che aumenta i livelli di calcio. Sintomi: debolezza ossea, calcoli renali, dolore addominale e affaticamento.
- **Ipoparatiroidismo**: produzione insufficiente di ormone paratiroideo, che porta a bassi livelli di calcio nel sangue. Sintomi: crampi muscolari, formicolii, spasmi muscolari, capelli secchi, unghie fragili.

La gestione di queste condizioni dipende dalla causa sottostante e dai sintomi associati. Può includere farmaci per sostituire o inibire la produzione di ormoni, interventi chirurgici per rimuovere tumori o ghiandole e terapie mirate per trattare sintomi specifici.

La complessità di queste condizioni evidenzia l'importanza di un approccio multidisciplinare alla gestione, che coinvolga endocrinologi, chirurghi, radiologi e altri specialisti, per garantire il miglior risultato possibile per ogni paziente. Anche il monitoraggio regolare è essenziale, poiché l'equilibrio ormonale è delicato e le esigenze dei pazienti possono cambiare nel tempo.

58

Capitolo 5

COMUNICAZIONE E COLLABORAZIONE

Comunicare in modo efficace
con i pazienti e le loro famiglie.

Comunicare con i pazienti e le loro famiglie è un'arte delicata che si intreccia profondamente con la scienza della medicina. Nella frenesia degli ospedali, delle cliniche e degli ambulatori medici, dove la tecnologia, la diagnosi e il trattamento sono in primo piano, è fondamentale non trascurare il lato umano della cura. Le parole che scegliamo, il tono che usiamo e persino il nostro linguaggio del corpo possono avere un impatto significativo sul modo in cui i pazienti percepiscono la loro condizione, aderiscono al trattamento e, infine, guariscono.

Stabilire un rapporto di fiducia è il primo passo. Questo inizia con l'ascolto attivo, prestando un'attenzione completa e indivisa a ciò che il paziente o la sua famiglia sta dicendo. Si tratta di decifrare non solo le parole, ma anche le emozioni sottostanti: paura, incertezza, speranza. Convalidando questi sentimenti, umanizziamo l'esperienza medica e riconosciamo che dietro ogni paziente si nascondono una storia, sogni, paure e aspirazioni.

È anche essenziale fornire informazioni chiare e comprensibili. I termini medici possono talvolta sembrare una lingua straniera per i non addetti ai lavori. Semplificare il gergo, usare analogie o metafore e assicurarsi che il paziente e la sua famiglia abbiano una chiara comprensione della condizione, del piano di trattamento e di eventuali effetti collaterali o complicazioni è fondamentale.
Ma comunicare non significa solo parlare; significa anche porre domande e incoraggiare i pazienti e le loro famiglie a porre le proprie. Creando un dialogo aperto, si possono esprimere le preoccupazioni e chiarire le incertezze.

La comunicazione riguarda anche ciò che non viene detto. A volte un tocco rassicurante, un momento di silenzio o un semplice gesto di empatia possono trasmettere più delle parole. È anche essenziale essere consapevoli delle differenze culturali, delle credenze e dei valori che possono influenzare la percezione della malattia e del trattamento.

Infine, la collaborazione è fondamentale. Ogni paziente è unico, così come le sue famiglie. Lavorando insieme come una squadra, medici, infermieri, pazienti e famiglie possono garantire che l'assistenza fornita non sia solo tecnicamente appropriata, ma anche profondamente umana.

Comunicare efficacemente con i pazienti e le loro famiglie non è un lusso, ma una necessità. È il cuore della medicina e forse il più potente strumento di guarigione a nostra disposizione.

Gestione di casi complessi: coordinamento con altri reparti.

Nel mondo medico, dove ogni specialità si occupa di aspetti distinti della salute, la gestione di casi complessi richiede spesso uno stretto coordinamento tra diversi servizi. Questa collaborazione interdisciplinare è fondamentale per fornire un'assistenza olistica, garantire una transizione fluida delle cure, evitare duplicazioni e ottimizzare l'uso delle risorse.

I casi complessi sono generalmente definiti da una combinazione di molteplici problemi di salute, che possono essere sia cronici che acuti, fisici e psicologici. Ad esempio, un paziente con diabete, ipertensione o depressione che ha appena subito un intervento chirurgico richiede l'esperienza di diversi specialisti: un endocrinologo, un cardiologo, uno psichiatra, un chirurgo e probabilmente altri professionisti della salute.

Il cuore della gestione del caso è il ruolo centrale del medico di famiglia o dell'infermiera coordinatrice. Spesso svolgono il ruolo di "direttore d'orchestra", redigendo il piano di cura, assicurando che tutti gli interventi necessari siano programmati e seguiti, e garantendo la comunicazione tra tutti gli specialisti coinvolti.

Ma non è tutto. Oltre alle consulenze specialistiche, il coordinamento spesso coinvolge anche i servizi di riabilitazione o fisioterapia, i dietologi, gli assistenti sociali, gli psicologi e, talvolta, i servizi più specializzati come l'oncologia, la nefrologia o la cardiologia. Quando un paziente viene ricoverato in ospedale, questo coordinamento si estende all'équipe del reparto, compresi infermieri, assistenti di cura, farmacisti e altri professionisti della salute.

La comunicazione è quindi la pietra angolare di questo coordinamento. Deve essere chiara, precisa e incentrata sul paziente. Le cartelle cliniche elettroniche, le riunioni multidisciplinari e i sistemi di riferimento strutturati sono strumenti essenziali per facilitare questa comunicazione.

Tuttavia, per quanto questi strumenti siano importanti, non possono sostituire l'elemento umano. La capacità di ascoltare, di comprendere le prospettive degli altri specialisti e, soprattutto, di mettere il paziente al centro di tutte le decisioni, è ciò che differenzia il semplice coordinamento dal coordinamento efficace.

Gestire casi complessi attraverso il coordinamento interdipartimentale è una sfida che richiede sia competenze tecniche che abilità interpersonali. È un balletto delicato, in cui ogni attore deve conoscere il proprio ruolo ed essere pronto ad adattarsi alle esigenze del paziente. Ma quando è fatto correttamente, i risultati possono essere trasformativi, offrendo ai pazienti un'assistenza completa che risponde a tutte le loro preoccupazioni e necessità.

Capitolo 6

ENDOCRINOLOGIA PEDIATRICA

Sfide specifiche
bambini e adolescenti.

Prendersi cura di bambini e adolescenti presenta sfide uniche che vanno ben oltre quelle che si incontrano con gli adulti. Non solo i loro corpi e le loro menti sono in costante cambiamento, ma devono anche affrontare il tumulto delle transizioni della vita, cercando di capire la propria identità e il proprio posto nel mondo.

1. Crescita e sviluppo: a differenza degli adulti, i bambini crescono e si sviluppano costantemente. Ciò significa che le loro esigenze mediche, nutrizionali ed emotive possono cambiare rapidamente. I farmaci e le terapie spesso devono essere adattati in base alle dimensioni e all'età dei bambini, e ciò che funziona in un determinato momento potrebbe non essere più appropriato qualche mese dopo.

2. Comunicazione: i bambini e gli adolescenti non sempre hanno le capacità o il vocabolario per esprimere i loro sentimenti, dolori o preoccupazioni. Quindi spesso dobbiamo leggere tra le righe, usare tecniche di comunicazione adatte all'età e a volte affidarci più all'osservazione che alle parole.

3. Consenso e autonomia: trovare il giusto equilibrio tra il rispetto dell'autonomia di un adolescente e la necessità del consenso dei genitori può essere complesso, soprattutto quando si tratta di questioni delicate come la salute sessuale, la salute mentale o la cura della transizione di genere.

4. Problemi specifici dell'adolescenza: gli adolescenti devono affrontare una miriade di sfide uniche, come la pressione dei coetanei, i problemi di immagine corporea, la sperimentazione di sostanze, i conflitti di identità e le sfide accademiche. Questi problemi possono influenzare ed essere influenzati dalla loro salute generale.

5. Impatto sulla famiglia: la malattia o il disturbo di un bambino o di un adolescente ha spesso un impatto sull'intera famiglia. I genitori possono sentirsi in colpa, frustrati o sopraffatti. I fratelli possono sentirsi gelosi o trascurati. Il sostegno alla famiglia è quindi fondamentale, così come la considerazione delle dinamiche familiari nel piano di assistenza.

6. Continuità delle cure: quando i bambini crescono, spesso devono passare dai servizi pediatrici specializzati ai servizi per adulti. Questa transizione può essere confusa e stressante per i giovani pazienti che hanno costruito rapporti di fiducia con i loro fornitori pediatrici.

7. Problemi socio-economici ed educativi: i problemi di salute dei bambini e dei giovani possono influenzare il loro percorso scolastico, le relazioni sociali e le attività extrascolastiche. È fondamentale integrare un approccio olistico per garantire che non siano solo "sani", ma che possano anche prosperare nel loro ambiente quotidiano.

Per affrontare queste sfide, è indispensabile adottare un approccio incentrato sul bambino e sulla famiglia, in cui l'assistenza è adattata alle esigenze uniche di ciascun paziente, tenendo conto sia del suo stadio di sviluppo che del suo contesto socio-culturale. Ciò richiede una formazione specialistica, una grande empatia e la capacità di lavorare a stretto contatto con un team multidisciplinare.

Transizione dall'endocrinologia pediatrica a quella dell'adulto.

Il passaggio dall'endocrinologia pediatrica a quella per adulti è una fase critica per molti giovani pazienti con disturbi endocrini. Questa transizione non riguarda solo il passaggio da un medico o da un ambiente a un altro, ma comporta un profondo cambiamento nel modo in cui i pazienti sono coinvolti nella loro cura e nelle aspettative e responsabilità che vengono loro attribuite.

1. Preparazione alla transizione :

La preparazione a questa transizione deve iniziare ben prima che il paziente lasci il reparto pediatrico. Ciò significa educare il giovane alla sua malattia, assicurarsi che comprenda l'importanza del suo trattamento e familiarizzare con le differenze tra le cure pediatriche e quelle per adulti.

2. Aumenta la responsabilità:

Nell'assistenza pediatrica, i genitori o i tutori svolgono un ruolo centrale nella cura del paziente. Tuttavia, nel sistema per adulti, ci si aspetta che i pazienti si assumano maggiori responsabilità, gestendo gli appuntamenti, i farmaci e il follow-up.

3. Differenze nell'approccio all'assistenza:

L'endocrinologia pediatrica si concentra spesso sui problemi legati alla crescita, allo sviluppo e alla pubertà. L'endocrinologia dell'adulto, invece, affronta problemi che possono essere più complessi, relativi alla riproduzione, all'età avanzata, alle complicazioni a lungo termine dei disturbi endocrini e alle malattie associate che si sviluppano con l'età.

4. Esigenze psicosociali:

I giovani adulti possono avere preoccupazioni specifiche legate alla loro malattia, come l'impatto sulle loro relazioni, sulla sessualità, sulla carriera e sul desiderio di formare una famiglia. Queste preoccupazioni richiedono un'assistenza e un sostegno adeguati.

5. Assistenza continua:

La transizione non dovrebbe essere un 'salto' brusco da un servizio all'altro, ma piuttosto un processo fluido con un supporto continuo. Questo potrebbe includere consultazioni congiunte con i pediatri e gli specialisti degli adulti o sessioni di formazione per familiarizzare il paziente con il nuovo contesto di cura.

6. Coordinamento delle cure:

Una comunicazione efficace tra i team pediatrici e quelli degli adulti è fondamentale. Le cartelle cliniche, le storie di trattamento e altre informazioni rilevanti devono essere trasmesse senza soluzione di continuità per assicurare la continuità dell'assistenza.

7. Aspetti emotivi :
È essenziale riconoscere e rispondere agli aspetti emotivi della transizione. Il cambiamento può essere ansiogeno per alcuni giovani adulti, soprattutto se hanno sviluppato legami stretti con l'équipe pediatrica.

La chiave per una transizione di successo risiede in un'attenta pianificazione e preparazione, in una comunicazione aperta e continua tra le équipe di cura e il paziente, e nel sostegno e nell'educazione del paziente, affinché diventi un protagonista attivo e informato della propria cura. Una transizione ben gestita può gettare le basi per una gestione endocrina di successo in età adulta.

Lavorare con le famiglie per una cura ottimale.

La collaborazione con le famiglie è essenziale per un'assistenza ottimale, soprattutto in campi medici complessi come l'endocrinologia. Le famiglie svolgono un ruolo centrale nel sostenere, comprendere e aderire al piano di cura, e il loro coinvolgimento attivo può influenzare notevolmente l'esito del trattamento.

Comprendere le dinamiche familiari:
Ogni famiglia è unica, con le proprie dinamiche, valori, credenze e preoccupazioni. Un primo passo fondamentale è capire queste dinamiche. Chi prende le decisioni? Quali sono le fonti di stress o di preoccupazione all'interno della famiglia? Quali sono le loro esigenze e aspettative di assistenza?

Istruzione e informazione :
Fornire informazioni chiare, accurate e comprensibili è fondamentale. Le famiglie devono capire la malattia, il piano di trattamento, gli eventuali effetti collaterali e cosa possono fare per sostenere il paziente. L'uso di opuscoli, video, sessioni informative e workshop può essere utile.

Ascolto attivo :
È fondamentale ascoltare attivamente le preoccupazioni e le domande delle famiglie. Questo non solo ci aiuta a soddisfare le loro esigenze, ma anche a costruire un rapporto di fiducia, che è essenziale per una collaborazione di successo.

Inclusione nel processo decisionale:
Le famiglie devono sentirsi coinvolte nelle decisioni sulle cure. Ciò significa consultarli, rispettare le loro opinioni e, a volte, trovare compromessi o alternative che soddisfino sia le esigenze mediche che le preferenze della famiglia.

Supporto emotivo :
La malattia di una persona cara può essere fonte di ansia, stress e dolore per la famiglia. Fornire un supporto emotivo, attraverso la consulenza, i gruppi di sostegno o semplicemente offrendo ascolto, è essenziale.

Coordinamento delle cure:
Le famiglie possono essere sopraffatte, soprattutto se devono coordinarsi con diversi specialisti o servizi. Aiutare in questo coordinamento, ad esempio fornendo un unico punto di contatto o organizzando appuntamenti consecutivi, può alleggerire il loro carico.

Formazione e competenze :
A volte le famiglie devono fornire assistenza a casa, come ad esempio somministrare farmaci o seguire una dieta specifica. In questi casi, è fondamentale assicurarsi che

abbiano le competenze necessarie per farlo in modo sicuro ed efficace.

Rispetto per le differenze culturali:
Ogni famiglia può avere le proprie convinzioni culturali o religiose che influenzano la percezione della malattia e del suo trattamento. È fondamentale riconoscerle, rispettarle e rispondere in modo appropriato.

Lavorare con le famiglie è un'alleanza. Richiede pazienza, empatia, comunicazione e disponibilità a guardare oltre gli aspetti medici per riconoscere e rispondere alle esigenze umane. Se ben realizzata, questa collaborazione può trasformare l'assistenza, rendendo la famiglia un partner attivo e impegnato nel processo di guarigione.

Disturbi endocrini specifici per la pediatria.

Le patologie endocrine in pediatria si distinguono per molti aspetti da quelle riscontrate in età adulta, in quanto si verificano in fasi chiave della crescita e dello sviluppo. Alcune di queste condizioni possono avere implicazioni durature, influenzando la salute in età adulta. Ecco una panoramica dei disturbi endocrini comuni specifici della pediatria:
1. Disturbi della crescita :

Carenza di ormone della crescita (GH): questa condizione deriva da una produzione insufficiente di ormone della crescita, che porta a una crescita stentata.

Iperplasia surrenale congenita: può influenzare la crescita e lo sviluppo sessuale, a causa della produzione anomala di ormoni da parte delle ghiandole surrenali.

2. Disturbi puberali :

- **Pubertà precoce**: la pubertà inizia troppo presto, in modo isolato o come risultato di una produzione ormonale anomala.
- **Pubertà ritardata**: un ritardo nell'inizio della pubertà, spesso legato a problemi ormonali.

3. Disturbi della tiroide :

- **Ipotiroidismo congenito**: una carenza di ormone tiroideo alla nascita che, se non trattata, può portare a ritardi nello sviluppo.
- **Ipertiroidismo**: sebbene più raro nei bambini, può verificarsi, spesso come conseguenza della malattia di Graves.

4. Disturbi metabolici :

- **Diabete di tipo 1**: è la forma più comune di diabete nei bambini e comporta la distruzione autoimmune delle cellule produttrici di insulina nel pancreas.
- **Ipoglicemia neonatale**: bassi livelli di zucchero nel sangue dei neonati, che possono essere dovuti a cause endocrine.

5. Disturbi del metabolismo osseo e minerale :

- **Rachitismo**: spesso causato da una carenza di vitamina D, questo porta a ossa deboli nei bambini.
- **Iperparatiroidismo**: sebbene sia raro nei bambini, può verificarsi e influenzare il metabolismo del calcio.

6. Disturbi e sindromi genetiche:

- **Sindrome di Turner: una** malattia genetica che colpisce le ragazze, spesso associata a insufficienza ovarica e problemi cardiaci.
- **Sindrome di Klinefelter**: colpisce i ragazzi, è associata a un'ipofunzione testicolare.

7. Disturbi della ghiandola surrenale :

- **Iperplasia surrenale congenita**: come già detto, può portare a una sovrapproduzione o sottoproduzione di alcuni ormoni surrenali.

8. Disturbi dello sviluppo sessuale :

Ambiguità genitale: i genitali esterni non si sviluppano chiaramente come maschi o femmine, spesso a causa di anomalie ormonali.

Il trattamento di queste condizioni richiede un team multidisciplinare di endocrinologi pediatrici, chirurghi, psicologi e altri professionisti. La diagnosi e l'intervento precoce sono fondamentali per garantire risultati ottimali e una migliore qualità di vita per i bambini interessati.

Capitolo 7

ENDOCRINOLOGIA E GRAVIDANZA

Gestione del diabete gestazionale.

Il diabete gestazionale (GDM) è una forma di diabete che si verifica durante la gravidanza e influisce sul modo in cui le cellule utilizzano lo zucchero. Se non viene gestito correttamente, può portare a complicazioni sia per la madre che per il bambino. Ecco un approccio fluido e integrato alla gestione del diabete gestazionale:

La diagnosi di diabete gestazionale spesso è una sorpresa per la futura mamma. Questa notizia, in mezzo alle gioie e alle ansie della gravidanza, può aggiungere un ulteriore livello di preoccupazione. Tuttavia, con una gestione adeguata, la maggior parte delle donne con GDM può dare alla luce un bambino sano e tornare a livelli normali di zucchero nel sangue dopo il parto.

Dal momento della diagnosi, è essenziale uno stretto monitoraggio medico. Le visite prenatali diventano più frequenti, consentendo un attento monitoraggio del benessere della madre e del feto. L'automonitoraggio dei livelli di zucchero nel sangue più volte al giorno diventa rapidamente una routine. Queste misurazioni quotidiane forniscono preziose indicazioni sulle reazioni dell'organismo al cibo, all'esercizio fisico e ad altri fattori.

La dieta gioca un ruolo fondamentale nella gestione del diabete gestazionale. Un consulto con un dietologo può aiutare a sviluppare una dieta equilibrata che promuova un aumento di peso sano durante la gravidanza, regolando al contempo i livelli di zucchero nel sangue. Spesso si consigliano pasti e spuntini regolari, ricchi di nutrienti e poveri di carboidrati semplici.

L'attività fisica è un altro alleato. Una passeggiata quotidiana, il nuoto o altre forme di esercizio fisico adatte alla gravidanza possono aiutare a ridurre i livelli di zucchero nel sangue.

Tuttavia, per alcune donne, la dieta e l'esercizio fisico non sono sufficienti. In questi casi, possono essere necessari farmaci come l'insulina per mantenere stabili i livelli di zucchero nel sangue. L'obiettivo è sempre lo stesso: proteggere la salute della madre e garantire lo sviluppo ottimale del bambino.

Durante la gravidanza, le ecografie regolari monitorano la crescita del feto. Questi esami aiutano a determinare se il bambino sta crescendo troppo rapidamente, un problema comune con il diabete gestazionale. La data e il metodo del parto possono essere influenzati da queste osservazioni e dal controllo della glicemia.

Una volta nato, l'attenzione si rivolge al bambino e alla regolazione dei suoi livelli di zucchero nel sangue. I bambini nati da madri che hanno avuto il GDM possono presentare un'ipoglicemia alla nascita, che richiede un monitoraggio e un trattamento.

Per la madre, il monitoraggio non si ferma dopo il parto. Si raccomanda un test di tolleranza al glucosio post-partum per assicurarsi che i livelli di zucchero nel sangue siano tornati alla normalità. Inoltre, le donne che hanno sviluppato il diabete gestazionale hanno un rischio maggiore di sviluppare il diabete di tipo 2 più avanti nella vita. Pertanto, uno stile di vita sano e controlli regolari sono essenziali per la prevenzione.

Gestire il diabete gestazionale è un viaggio che richiede vigilanza e impegno, ma con il giusto supporto è assolutamente possibile superare questo periodo con fiducia e ottimismo per il futuro della mamma e del bambino.

Disturbi della tiroide durante la gravidanza.

I disturbi della tiroide in gravidanza sono condizioni che colpiscono la ghiandola tiroidea, una piccola ghiandola a forma di farfalla situata alla base del collo. La tiroide svolge un ruolo cruciale nella regolazione del metabolismo, della crescita e dello sviluppo. Durante la gravidanza, una funzione tiroidea ottimale è essenziale per la salute della madre e per lo sviluppo neurologico del feto.

1. Ipotiroidismo in gravidanza :
L'ipotiroidismo è una condizione in cui la tiroide non produce abbastanza ormoni. I sintomi possono essere sottili e spesso confusi con quelli tipici della gravidanza, come stanchezza, aumento di peso e depressione.

> **Conseguenze**: se non viene trattato, l'ipotiroidismo può portare a complicazioni come ritardo nella crescita del feto, parto prematuro, pre-eclampsia, scarsa intelligenza del bambino e persino aborto spontaneo.

> **Gestione**: lo screening e il trattamento con levotiroxina, un ormone tiroideo sintetico, sono fondamentali per normalizzare i livelli ormonali.

2. Ipertiroidismo in gravidanza :
L'ipertiroidismo è una produzione eccessiva di ormoni tiroidei. Le cause più comuni durante la gravidanza includono la malattia di Graves e la tiroidite di Hashimoto.

> **Conseguenze**: l'ipertiroidismo non trattato può portare a insufficienza cardiaca, disturbi del ritmo cardiaco, parto prematuro, pre-eclampsia, basso aumento di peso del feto, iperattività tiroidea fetale e, in rari casi, morte fetale.

> **Gestione**: il trattamento dipende dalla causa e dalla gravità. Si possono usare farmaci antitiroidei, come il propiltiouracile o il metimazolo, anche se il loro uso

richiede un attento monitoraggio a causa dei potenziali effetti collaterali per la madre e il feto.

3. Gozzo durante la gravidanza :
Il gozzo è un ingrossamento della ghiandola tiroidea. Può svilupparsi in risposta a una maggiore richiesta di ormoni tiroidei durante la gravidanza.

Conseguenze: un gozzo può indicare un problema di fondo come l'ipotiroidismo o l'ipertiroidismo, ma a volte può essere semplicemente dovuto a una carenza di iodio.

Gestione: l'approccio dipende dalla causa sottostante. L'integrazione di iodio può essere raccomandata nei casi di carenza.

4. Tiroidite post-partum :
Si tratta di un'infiammazione della ghiandola tiroidea che generalmente si verifica alcuni mesi dopo il parto. Spesso inizia con una fase di ipertiroidismo, seguita da ipotiroidismo prima di tornare alla normalità.

Conseguenze: i sintomi assomigliano a quelli del "baby blues" o della depressione post-partum, come stanchezza, irritabilità e disturbi dell'umore.

Gestione: la maggior parte delle donne guarisce spontaneamente, ma alcune possono richiedere un trattamento, soprattutto durante la fase di ipotiroidismo.

La funzione tiroidea svolge un ruolo essenziale durante la gravidanza. I disturbi della tiroide possono avere conseguenze gravi sia per la madre che per il feto, da qui l'importanza di uno screening, di un attento monitoraggio e di una gestione appropriata in ogni fase della gravidanza.

L'importanza del monitoraggio endocrino preconcepimento.

Il monitoraggio endocrino preconcezionale è un aspetto spesso trascurato ma fondamentale per le donne che considerano la gravidanza, in particolare per quelle con problemi endocrini noti o fattori di rischio. L'obiettivo di questo monitoraggio è quello di garantire che l'equilibrio ormonale sia ottimale per il concepimento, lo sviluppo fetale e il regolare svolgimento della gravidanza. Ecco alcuni motivi per cui è così importante:

1. Ottimizzare la funzione tiroidea :
La ghiandola tiroidea ha un ruolo essenziale da svolgere durante la gravidanza. Una funzione tiroidea non ottimale, dovuta a ipotiroidismo o ipertiroidismo, può influire sulla fertilità e aumentare il rischio di aborto spontaneo, parto prematuro, pre-eclampsia e disturbi dello sviluppo neurologico del bambino.

2. Gestione del diabete:
Per le donne con diabete, sia esso di tipo 1, 2 o MODY, è fondamentale bilanciare i livelli di zucchero nel sangue prima e durante la gravidanza. Livelli elevati di glucosio possono aumentare il rischio di difetti alla nascita, parto prematuro e altre complicazioni per il bambino.

3. Disturbi della ghiandola surrenale :
Condizioni come l'iperplasia surrenale congenita devono essere gestite con attenzione prima del concepimento, per garantire che sia la madre che il feto abbiano un equilibrio ormonale adeguato, riducendo al minimo il rischio di complicazioni.

4. Iperprolattinemia :
Livelli elevati di prolattina possono interferire con l'ovulazione e quindi con la fertilità. Identificare e trattare la

causa può aumentare le possibilità di concepire naturalmente.

5. Disturbi dell'ovulazione legati agli ormoni :
La sindrome dell'ovaio policistico (PCOS) è una causa comune di infertilità legata allo squilibrio ormonale. La gestione endocrina può aiutare a regolare i cicli mestruali e a migliorare le possibilità di concepimento.

6. Farmaci e gravidanza :
Alcuni farmaci utilizzati per trattare i disturbi endocrini non sono sicuri durante la gravidanza. Un endocrinologo può aiutare a regolare o modificare i trattamenti prima del concepimento, per garantire che siano sicuri per il feto in via di sviluppo.

7. Prevenzione delle complicazioni:
Il monitoraggio endocrino consente di identificare e gestire i rischi potenziali prima che diventino un problema durante la gravidanza, evitando così complicazioni che potrebbero danneggiare la madre o il bambino.

8. Istruzione e consulenza :
Questo follow-up è anche un'opportunità per educare le future mamme sull'importanza dell'equilibrio ormonale durante la gravidanza, sulle implicazioni delle loro condizioni endocrine e sulle misure che possono adottare per garantire una gravidanza sana.

Il monitoraggio endocrino preconcezionale è una parte essenziale della pianificazione familiare per molte donne. Pone le basi per una gravidanza sana, assicurando che le condizioni siano ottimali per il concepimento e lo sviluppo del feto, consentendo di prevenire e gestire in modo proattivo i potenziali rischi.

Supporto post-parto
e l'allattamento al seno.

L'assistenza post-parto è una fase cruciale sia per la madre che per il bambino, e le questioni legate all'endocrinologia giocano un ruolo significativo, in particolare nel contesto dell'allattamento al seno. Questa fase delicata della vita di una donna, comunemente chiamata 'quarto trimestre', richiede un'attenzione particolare per garantire il benessere fisico ed emotivo della madre e per promuovere lo sviluppo sano del bambino.

1. L'importanza degli ormoni nell'allattamento al seno :
L'allattamento al seno è un processo fortemente regolato dagli ormoni, soprattutto prolattina e ossitocina. Questi ormoni non solo attivano la produzione e l'espulsione del latte, ma hanno anche un impatto sull'umore e sul benessere emotivo della madre.

2. Sfide endocrine post-partum :
   - **Tiroidite post-partum**: si tratta di un'infiammazione della ghiandola tiroidea che può portare a ipertiroidismo seguito da ipotiroidismo. Può influire sull'umore e sull'energia, aspetti essenziali per adattarsi alla vita con un neonato.
   - **Disfunzione della ghiandola surrenale**: lo stress del parto, unito alla privazione del sonno, può influenzare le ghiandole surrenali, incidendo sulla capacità della madre di far fronte allo stress.

3. Sostegno all'allattamento:
   - **Farmaci e allattamento**: alcune donne possono avere bisogno di farmaci per condizioni endocrine. È fondamentale assicurarsi che questi farmaci siano compatibili con l'allattamento.

Problemi di allattamento legati all'endocrinologia: i disturbi endocrini, come la PCOS o alcune patologie della tiroide, possono influenzare l'allattamento. Per queste donne può essere necessario il supporto di uno specialista.

4. Aspetti emotivi e psicologici:
L'equilibrio ormonale post-partum può influenzare notevolmente l'umore e il benessere emotivo. Gli ormoni, insieme alle sfide fisiche ed emotive della cura di un neonato, possono rendere alcune donne più vulnerabili a disturbi come la depressione post-partum.

5. Consulenza e istruzione :
È fondamentale informare e consigliare le neomamme sui cambiamenti ormonali che possono sperimentare, su come questi cambiamenti possono influenzare la loro capacità di allattare e su come gestirli.

6. Follow-up medico :
Controlli medici regolari con un endocrinologo possono essere utili per le donne con una storia di disturbi endocrini o di sintomi post-partum. In questo modo è possibile identificare e trattare rapidamente qualsiasi squilibrio ormonale.

7. Collaborazione multidisciplinare:
Il sostegno post-partum e l'allattamento al seno possono richiedere la collaborazione tra diversi professionisti: endocrinologi, ostetrici, pediatri, ostetriche, consulenti per l'allattamento e terapisti o psicologi specializzati nella salute mentale post-partum.

Il periodo post-partum è caratterizzato da un profondo cambiamento fisico ed emotivo, influenzato da una cascata di fluttuazioni ormonali. Un supporto adeguato, incentrato sul benessere endocrino della madre, è fondamentale per garantire una transizione sana a questa nuova fase della vita, promuovendo il benessere della madre e la salute ottimale del bambino.

Capitolo 8

ENDOCRINOLOGIA GERIATRICA

Cambiamenti endocrini con l'età.

Il sistema endocrino, che comprende tutte le ghiandole e gli ormoni del nostro corpo, svolge un ruolo cruciale nella regolazione di molte funzioni vitali. Con l'invecchiamento, questo sistema, come molti altri aspetti della nostra fisiologia, subisce cambiamenti significativi. Comprendere questi cambiamenti può aiutarci ad anticipare e gestire alcune delle sfide associate all'invecchiamento.

1. Funzione tiroidea :

   Con l'età, è comune osservare un leggero aumento del TSH (ormone stimolante la tiroide), anche se i livelli di ormoni tiroidei rimangono nell'intervallo normale.

   Il rischio di ipotiroidismo, in cui la ghiandola tiroidea non produce abbastanza ormoni, aumenta con l'età. Allo stesso modo, i noduli tiroidei sono più comuni nelle persone anziane.

2. Ormoni sessuali :

   Per le donne: la menopausa, generalmente intorno ai 50 anni, segna la fine della riproduzione. È caratterizzata da un calo significativo dei livelli di estrogeni e progesterone.

   Negli uomini: sebbene non esista una 'menopausa' maschile equivalente, si assiste a un progressivo declino del testosterone con l'età, talvolta definito andropausa. Questo declino può essere associato a sintomi come stanchezza, riduzione della libido, perdita di massa muscolare e cambiamenti di umore.

3. Insulina e omeostasi del glucosio :

   La resistenza all'insulina tende ad aumentare con l'età, il che significa che il corpo ha bisogno di più insulina per regolare efficacemente i livelli di zucchero nel sangue.

Questo aumento della resistenza all'insulina è uno dei motivi per cui il rischio di sviluppare il diabete di tipo 2 aumenta con l'età.

4. Ormoni della crescita e fattore di crescita insulino-simile (IGF-1) :

La secrezione dell'ormone della crescita diminuisce in modo significativo con l'età, determinando un calo dei livelli di IGF-1. Questo può contribuire alla perdita di massa muscolare e all'aumento della massa grassa. Questo può contribuire alla perdita di massa muscolare e all'aumento della massa grassa.

5. Ormoni surrenali :

La produzione di DHEA e della sua forma solfatata (DHEA-S), precursori ormonali prodotti dalle ghiandole surrenali, diminuisce con l'età. Si ritiene che questo calo possa avere un ruolo nell'invecchiamento e nelle malattie croniche.

Anche la capacità delle ghiandole surrenali di produrre cortisolo in risposta allo stress può diminuire con l'età.

6. Ormone paratiroideo e metabolismo osseo :

Con l'età, l'assorbimento intestinale del calcio diminuisce e anche i livelli di vitamina D possono diminuire. In risposta, l'ormone paratiroideo (PTH) aumenta, incrementando il rischio di osteoporosi e fratture.

7. Ormone antidiuretico (ADH) :

La capacità di concentrare l'urina diminuisce con l'età, in parte a causa dei cambiamenti nella produzione e nella risposta dell'ADH. Questo può aumentare il rischio di disidratazione negli anziani.

In breve, l'invecchiamento è accompagnato da una serie di cambiamenti endocrini che possono avere conseguenze significative per la salute e il benessere. Una comprensione approfondita di questi cambiamenti, insieme a un monitoraggio regolare e a interventi appropriati, può aiutarci ad affrontare le sfide dell'invecchiamento in modo più sereno.

Gestione delle malattie endocrine nel paziente anziano.

La gestione delle malattie endocrine nel paziente anziano è una sfida particolare a causa delle co-morbilità spesso presenti, dei cambiamenti fisiologici associati all'età e delle particolari implicazioni di queste malattie per gli anziani. Quello che segue è un approccio olistico alla gestione delle malattie endocrine nel paziente anziano:

1. Ipotiroidismo :

Negli anziani, i sintomi possono essere atipici (come letargia, confusione, intolleranza al freddo o persino depressione).

All'inizio del trattamento, è consigliabile iniziare con una dose bassa di levotiroxina e regolare gradualmente per evitare effetti cardiaci indesiderati.

2. Ipertiroidismo :

I sintomi possono essere meno pronunciati negli anziani, ma il rischio di aritmia, in particolare di fibrillazione atriale, è più elevato.

A seconda della gravità e della causa, possono essere presi in considerazione farmaci antitiroidei di sintesi o il trattamento con iodio radioattivo.

3. Diabete :

La gestione del diabete nei pazienti anziani deve essere personalizzata, tenendo conto del rischio di ipoglicemia, delle co-morbilità e dell'aspettativa di vita.

Gli obiettivi glicemici possono essere allentati per evitare l'ipoglicemia, soprattutto nei pazienti con una storia di cadute o di deterioramento cognitivo.

4. Osteoporosi :
   Una valutazione regolare della densità ossea può aiutare a determinare il rischio di frattura.

   L'integrazione di calcio e vitamina D, combinata con bifosfonati o altri farmaci, può essere raccomandata per ridurre il rischio.

5. Adenomi surrenali :
   Questi tumori sono spesso rilevati per caso negli anziani. È necessario valutare la loro funzionalità e monitorare le loro dimensioni.

   Gli adenomi non funzionali che rimangono stabili nelle dimensioni possono essere semplicemente monitorati, mentre quelli che secernono ormoni o aumentano di dimensioni possono richiedere un intervento.

6. Ipogonadismo :
   Il declino del testosterone negli uomini anziani (talvolta chiamato andropausa) deve essere distinto dal normale invecchiamento.

   L'integrazione di testosterone è controversa e deve essere considerata caso per caso, valutando i potenziali benefici e rischi (soprattutto cardiovascolari).

7. Monitoraggio dei farmaci :
   Gli anziani sono spesso polimedicati, il che aumenta il rischio di interazioni farmacologiche.

   È essenziale rivalutare regolarmente i farmaci, in particolare quelli utilizzati per trattare i disturbi endocrini, e regolare le dosi se necessario.

8. Approccio multidisciplinare:
   La gestione delle malattie endocrine nei pazienti anziani richiede spesso la collaborazione tra endocrinologi, geriatri, cardiologi, nefrologi e altri specialisti.

   Anche la collaborazione con dietologi, fisioterapisti e assistenti sociali può essere utile.

9. Educazione e comunicazione :
   È fondamentale educare i pazienti anziani e chi li assiste sui loro disturbi endocrini, fornendo loro informazioni chiare e adeguate.
10. Considerare la qualità della vita:
   Al di là delle cifre e delle diagnosi, è essenziale prendere in considerazione la qualità di vita, le preferenze e i valori del paziente quando si prendono decisioni terapeutiche.

La gestione delle malattie endocrine nei pazienti anziani richiede un approccio personalizzato, tenendo conto della complessità delle sfide mediche, psicologiche e sociali specifiche di questa popolazione. Una comunicazione aperta, un'educazione adeguata e una gestione multidisciplinare sono essenziali per garantire un trattamento ottimale e migliorare la qualità della vita.

Importanza della politerapia
e le interazioni farmacologiche.

La polifarmacia, che si riferisce all'uso simultaneo di diversi farmaci da parte di un paziente, è un problema crescente in medicina, in particolare tra i pazienti anziani o con patologie multiple. Sebbene a volte sia necessaria per gestire condizioni complesse, la polifarmacia può anche comportare una serie di sfide e rischi. Uno dei problemi principali associati alla politerapia è il potenziale di interazioni farmacologiche. Ecco un'esplorazione dell'importanza della politerapia e delle interazioni farmacologiche:

1. Aumento del rischio di effetti collaterali:
Ogni farmaco ha un proprio profilo di effetti collaterali. Quando si combinano più farmaci, il rischio di sperimentare uno o più di questi effetti collaterali può aumentare.

2. Interazioni farmacologiche :

Interazione farmacodinamica: si verifica quando due o più farmaci hanno effetti additivi o antagonisti. Per esempio, se due farmaci abbassano la pressione sanguigna, il loro effetto combinato potrebbe causare una pericolosa ipotensione.

Interazione farmacocinetica: si verifica quando un farmaco influenza l'assorbimento, la distribuzione, il metabolismo o l'eliminazione di un altro farmaco. Per esempio, un farmaco può inibire un enzima epatico che metabolizza un altro farmaco, portando a livelli più elevati di quest'ultimo nel sangue.

3. Non conformità ai farmaci:
Con un gran numero di farmaci da assumere, la capacità del paziente di seguire correttamente il regime prescritto può diminuire, portando a omissioni, doppie dosi o altri errori.

4. Aumento del rischio di cadute:
Diversi farmaci, in particolare quelli che agiscono sul sistema nervoso centrale (come i sedativi o gli antipertensivi), possono aumentare il rischio di cadute negli anziani.

5. Costi elevati :
La politerapia può comportare costi considerevoli per i pazienti e per il sistema sanitario.

6. Rischio di prescrizioni a cascata:
Questo avviene quando gli effetti collaterali di un farmaco vengono erroneamente interpretati come una nuova condizione, portando alla prescrizione di altri farmaci, aggravando così la politerapia.

7. Difficoltà di follow-up:
Con molti farmaci, tenere traccia di dosi, orari e potenziali interazioni può diventare complesso per gli assistenti e gli operatori sanitari.

Strategie per la gestione della polifarmacia :

- **Revisione regolare dei farmaci**: È fondamentale rivedere regolarmente tutti i farmaci che il paziente assume, valutando la necessità e l'efficacia di ciascuno.
- **Dare priorità ai farmaci**: Quando possibile, dia la priorità ai farmaci essenziali e consideri la possibilità di ridurre o interrompere i farmaci non essenziali.
- **Educazione**: garantire che i pazienti e i loro accompagnatori comprendano lo scopo di ogni farmaco, come assumerlo correttamente e siano consapevoli dei potenziali effetti collaterali.
- **Utilizzare strumenti e tecnologie**: I portapillole, le app di promemoria e altri strumenti possono aiutare i pazienti a gestire i farmaci in modo efficace.

Sebbene la politerapia possa essere necessaria in alcuni casi, richiede un'attenta attenzione e un monitoraggio per minimizzare i rischi e massimizzare i benefici. Riconoscere l'importanza delle interazioni farmacologiche e adottare un approccio incentrato sul paziente può migliorare notevolmente la qualità dell'assistenza e la sicurezza del paziente.

Sostenere la qualità della vita e l'autonomia.

La qualità della vita e l'indipendenza sono obiettivi chiave nell'assistenza a tutti gli individui, in particolare agli anziani, ai pazienti con malattie croniche e alle persone con disabilità. Promuovere una buona qualità di vita e sostenere l'indipendenza implica un approccio olistico che tenga conto delle esigenze fisiche, psicologiche, sociali ed emotive di ogni individuo. Ecco alcuni elementi chiave da considerare in questo processo:

1. Valutazione complessiva :
   Valutazione funzionale: consiste nell'esaminare la capacità della persona di svolgere le attività quotidiane essenziali come nutrirsi, vestirsi e lavarsi, oltre a compiti più complessi come fare la spesa o gestire le finanze.
   Valutazione psicologica: identificare eventuali segni di depressione, ansia o altri problemi di salute mentale che potrebbero influire sulla qualità della vita.
2. Gestione medica appropriata:
   Ridurre al minimo la politerapia, ove possibile, e gestire i farmaci per evitare effetti collaterali o interazioni che potrebbero influire sulla mobilità o sulla cognizione.
   Monitoraggio regolare per gestire le condizioni croniche e prevenire le complicazioni.
3. Fisioterapia e riabilitazione:
   Esercizi appropriati possono aiutare a migliorare la forza, l'equilibrio e la mobilità, riducendo il rischio di cadute e promuovendo l'indipendenza.
   La riabilitazione può essere essenziale dopo eventi come un ictus o un intervento chirurgico.
4. Supporto psicologico e sociale:
   Offrire l'accesso a terapie o gruppi di sostegno.
   Incoraggiare la socializzazione per combattere l'isolamento, attraverso attività di gruppo, club o eventi comunitari.
5. Ausili tecnici e miglioramenti della casa:
   Dispositivi come bastoni, deambulatori, montascale o maniglioni possono aiutare a mantenere l'indipendenza in casa.

Adattare la casa per renderla accessibile e sicura: ad esempio, rimuovere gli ostacoli, installare rampe, allargare le porte per le sedie a rotelle, ecc.

6. Istruzione e formazione :

Educare le persone sulla loro condizione, sui farmaci che assumono e sulle strategie che possono utilizzare per mantenere o migliorare la loro qualità di vita.

Per i pazienti con malattie croniche, come il diabete, offrire una formazione su come gestire la malattia.

7. Supporto per gli assistenti:

I badanti svolgono un ruolo cruciale nel mantenere la qualità di vita e l'indipendenza delle persone, quindi è essenziale sostenerli, fornire loro risorse e, se necessario, concedere loro una pausa (assistenza di sollievo).

8. Incoraggiare l'autoefficacia :

Aiutare le persone a riconoscere le proprie capacità e a sviluppare le competenze per gestire la propria salute e il proprio benessere può aumentare la loro fiducia e autonomia.

9. Integrare le preferenze e i valori individuali:

Il processo decisionale condiviso, che tiene conto dei desideri, dei valori e delle preferenze di ogni individuo, è essenziale per garantire che l'assistenza sia in linea con ciò che è più importante per lui.

Sostenere la qualità della vita e l'indipendenza è un impegno multidimensionale che richiede un approccio integrato, individualizzato e centrato sulla persona. La chiave sta nel comprendere le esigenze uniche di ogni individuo e nel mettere in atto strategie adeguate per sostenerlo nel suo percorso verso la salute e il benessere.

Capitolo 9

TECNOLOGIA E TELEMEDICINA IN ENDOCRINOLOGIA

L'uso dei microinfusori di insulina e monitor di glucosio continuo.

Gli sviluppi della tecnologia medica hanno portato a progressi significativi nella gestione del diabete, in particolare con lo sviluppo dei microinfusori di insulina e dei monitor continui del glucosio (CGM). Utilizzati da soli o in combinazione, questi strumenti possono migliorare notevolmente la gestione del diabete e la qualità di vita dei pazienti.

1. Pompe per insulina :

Che cos'è un microinfusore di insulina? Il microinfusore di insulina è un dispositivo elettronico delle dimensioni di un piccolo telefono cellulare che eroga insulina in modo continuo 24 ore al giorno. Sostituisce la necessità di effettuare più iniezioni giornaliere di insulina.

Benefici: i microinfusori possono migliorare il controllo glicemico, consentendo regolazioni più precise e flessibili delle dosi di insulina. Possono ridurre le variazioni estreme dei livelli di zucchero nel sangue, abbassare il rischio di ipoglicemia notturna e offrire una maggiore flessibilità nella routine quotidiana.

Considerazioni: L'uso di un microinfusore richiede una formazione, un attento monitoraggio e regolazioni regolari. Spesso è consigliato ai pazienti che hanno difficoltà a mantenere un buon controllo glicemico con le iniezioni.

2. Monitoraggio continuo del glucosio (CGM) :

Che cos'è un CGM? Un CGM è un dispositivo che misura i livelli di glucosio nel sangue in modo continuo durante il giorno e la notte. Consiste in un sensore inserito sotto la pelle che misura i livelli di glucosio nel liquido interstiziale (il liquido intorno alle cellule).

Vantaggi: le GCM forniscono un quadro dettagliato delle variazioni dei livelli di glucosio nel sangue, consentendo ai pazienti e agli operatori sanitari di adattare il trattamento di conseguenza. Possono avvisare i pazienti dell'imminente ipoglicemia o iperglicemia, il che può essere particolarmente utile di notte o nei pazienti che non avvertono i sintomi dell'ipoglicemia.

Considerazioni: come per i microinfusori, l'uso di un GCM richiede una formazione. Alcuni GCM richiedono anche la calibrazione con un glucometro convenzionale.

3. Sistemi integrati - pompe per insulina e MCG:

Alcuni sistemi combinano il microinfusore di insulina e l'MCG per fornire un sistema a 'circuito chiuso' o pancreas artificiale. Ciò significa che l'MCG comunica direttamente con il microinfusore per regolare la somministrazione di insulina in base alle letture del glucosio, riducendo la necessità di un intervento manuale.

Questi sistemi possono migliorare significativamente il controllo glicemico, ridurre il rischio di episodi di ipo- e iperglicemia e offrire ai pazienti e alle loro famiglie una maggiore tranquillità.

4. Fattori da considerare:

Scelta del paziente: sebbene queste tecnologie offrano molti vantaggi, non sono adatte a tutti. La scelta di utilizzarle deve basarsi sulle preferenze individuali, sullo stile di vita, sull'età, sull'aderenza al trattamento e sulla capacità di gestire la tecnologia.

Costi e copertura assicurativa: le pompe e le GCM possono essere costose, quindi è essenziale esaminare la copertura assicurativa e i programmi di assistenza disponibili.

Formazione e assistenza: una formazione accurata e un'assistenza continua sono essenziali per un utilizzo efficace di questi dispositivi.

I microinfusori di insulina e i CGM hanno rivoluzionato la gestione del diabete, fornendo ai pazienti strumenti che possono migliorare significativamente il controllo glicemico e la qualità della vita. Come per tutte le decisioni mediche, è essenziale adottare un approccio incentrato sul paziente, valutando i pro e i contro in base alle esigenze e alle preferenze individuali.

Consultazioni a distanza e il follow-up virtuale del paziente.

La telemedicina, che comprende le consultazioni a distanza e il monitoraggio virtuale dei pazienti, è cresciuta in popolarità negli ultimi anni, non da ultimo a causa dei progressi tecnologici e delle circostanze globali come la pandemia COVID-19. Offre una maggiore flessibilità, migliora l'accesso alle cure e può ridurre i costi associati alle consultazioni faccia a faccia. Tuttavia, ci sono anche delle sfide associate al suo utilizzo. Vediamo i vantaggi, i limiti e le implicazioni di questa modalità di assistenza.

Vantaggi :

- **Accessibilità**: la telemedicina può eliminare le barriere geografiche, consentendo ai pazienti che vivono in aree rurali o remote di accedere a specialisti e cure senza dover viaggiare.
- **Flessibilità**: le consultazioni possono essere programmate al di fuori dei tradizionali orari d'ufficio, il che si adatta a molti pazienti e operatori sanitari.
- **Risparmio sui costi**: i pazienti possono risparmiare denaro e tempo evitando gli spostamenti. Può anche ridurre i costi per le strutture sanitarie, minimizzando l'uso delle infrastrutture.
- **Continuità dell'assistenza**: la telemedicina può facilitare il monitoraggio regolare, in particolare per i pazienti con malattie croniche.

Sicurezza: durante le epidemie o le situazioni di emergenza, la telemedicina può ridurre il rischio di esposizione, garantendo la continuità dell'assistenza.

Limiti :

Limiti tecnologici: non tutti i pazienti hanno accesso a una connessione Internet stabile o ai dispositivi necessari per le consultazioni a distanza.

Competenze tecnologiche: alcuni pazienti, in particolare gli anziani, possono trovarsi a disagio con la tecnologia o avere difficoltà ad usarla.

Qualità dell'assistenza: alcune condizioni richiedono un esame fisico o altri interventi che non possono essere eseguiti virtualmente.

Riservatezza e sicurezza: è fondamentale garantire che le piattaforme di telemedicina rispettino gli standard di riservatezza e sicurezza dei dati dei pazienti.

Implicazioni per la pratica:

Formazione e istruzione: gli operatori sanitari devono essere formati sull'uso della tecnologia e su come condurre consultazioni a distanza efficaci.

Consenso informato: è fondamentale informare i pazienti dei benefici e dei limiti della telemedicina e ottenere il loro consenso.

Integrazione con l'assistenza tradizionale: La telemedicina deve essere perfettamente integrata nel percorso di cura complessivo del paziente, in collaborazione con l'assistenza faccia a faccia.

Adattabilità: i professionisti devono essere pronti ad adattarsi, sia per gestire i problemi tecnologici che per identificare le situazioni in cui è necessaria una consultazione faccia a faccia.

La telemedicina ha il potenziale per trasformare il modo in cui viene erogata l'assistenza, rendendo la medicina più accessibile, efficiente e incentrata sul paziente. Tuttavia, per massimizzare i benefici, è essenziale affrontare in modo proattivo le sfide e garantire che la tecnologia sia utilizzata in modo da integrare l'assistenza tradizionale, concentrandosi sulla qualità, la sicurezza e l'integrità delle cure.

L'importanza della formazione tecnologica per gli infermieri.

Nell'era della digitalizzazione e della medicina d'avanguardia, la tecnologia gioca un ruolo essenziale in quasi tutti gli aspetti dell'assistenza sanitaria. Per gli infermieri, professionisti in prima linea nell'assistenza, adattarsi a questa ondata tecnologica non è solo vantaggioso, ma fondamentale. Ecco perché la formazione tecnologica è di fondamentale importanza per gli infermieri:

1. Migliorare la precisione e l'efficienza:
L'uso di cartelle cliniche elettroniche (EMR) e di altri strumenti digitali può ridurre gli errori manuali, garantire un accesso rapido alle informazioni del paziente e facilitare il coordinamento delle cure tra i diversi operatori sanitari.

2. Monitoraggio e intervento in tempo reale:
Molti dispositivi medici moderni, dai monitor cardiaci alle pompe di infusione, sono ora collegati e possono trasmettere dati in tempo reale. Gli infermieri addestrati a queste tecnologie possono reagire rapidamente ai cambiamenti delle condizioni del paziente.

3. Telemedicina e assistenza a distanza :
Con l'aumento della telemedicina, gli infermieri possono svolgere un ruolo chiave nel fornire assistenza a distanza, sia per il monitoraggio del paziente, sia per l'istruzione o per le prime consultazioni.

4. Accesso alle risorse educative e professionali

La tecnologia offre agli infermieri l'accesso a una moltitudine di risorse educative, dai webinar ai corsi online, consentendo loro di tenersi aggiornati sulle ultime pratiche e ricerche.

5. Comunicazione migliorata:

Le piattaforme di comunicazione digitale incoraggiano una migliore collaborazione tra i team di cura, sia per discutere la cura di un paziente, sia per trasferire le responsabilità o consultarsi su casi complessi.

6. Sicurezza e riservatezza:

Una formazione adeguata consente agli infermieri di comprendere l'importanza della sicurezza e della riservatezza dei dati e di adottare misure appropriate per proteggere le informazioni sensibili dei pazienti.

7. Responsabilità del paziente:

Molti pazienti oggi utilizzano app e dispositivi per monitorare la propria salute. Gli infermieri con formazione tecnologica possono aiutare i pazienti a orientarsi tra questi strumenti e a utilizzarli in modo efficace.

8. Gestione del carico di lavoro :

Le soluzioni tecnologiche, come i sistemi di gestione dei pazienti o le applicazioni di pianificazione, possono aiutare gli infermieri a gestire il loro carico di lavoro, a dare priorità ai compiti e a garantire un'attenzione ottimale per ogni paziente.

9. Adattabilità di fronte a un panorama medico in rapida evoluzione:

La tecnologia medica si evolve rapidamente. Per rimanere rilevanti ed efficaci nel loro ruolo, gli infermieri devono essere pronti ad adottare le nuove soluzioni che emergono.

La formazione tecnologica non è solo una risorsa, ma è diventata una necessità per gli infermieri. In un mondo medico in continua evoluzione, dotare gli infermieri delle competenze necessarie per navigare con competenza nell'ambiente tecnologico odierno non solo garantisce un'assistenza di migliore qualità, ma rafforza anche il ruolo essenziale degli infermieri come pilastri del sistema sanitario.

La telemedicina come uno strumento per la collaborazione interdisciplinare.

La telemedicina si è evoluta notevolmente, passando da un semplice mezzo di consultazione a distanza a una piattaforma di collaborazione dinamica per gli operatori sanitari di diverse discipline. Oggi è uno strumento essenziale per una collaborazione interdisciplinare efficace, che promuove un approccio integrato alle cure. Ecco come la telemedicina facilita questa collaborazione:

1. Maggiore accesso a un'ampia gamma di esperti:
La telemedicina consente ai team di medici, infermieri, farmacisti, terapisti e altri professionisti sanitari di lavorare insieme, indipendentemente dalla loro posizione geografica. Questo è particolarmente prezioso per le aree rurali o poco servite, dove alcune specialità possono essere assenti.
2. Consultazioni congiunte in tempo reale:
Esperti di diversi settori possono consultarsi contemporaneamente su un caso complesso, consentendo un processo decisionale informato. Ad esempio, un cardiologo, un nefrologo e un medico generico possono discutere insieme le migliori opzioni terapeutiche per un paziente.
3. Coordinamento del follow-up del paziente:
La telemedicina facilita il monitoraggio coordinato dei pazienti tra diverse specialità, assicurando che tutti i professionisti coinvolti siano aggiornati sugli ultimi sviluppi, trattamenti e piani di cura.

4. Istruzione e formazione interprofessionale:
Gli operatori sanitari possono collaborare per offrire seminari, workshop e formazione ai loro colleghi, condividendo le conoscenze e le migliori pratiche tra le diverse discipline.

5. Revisioni interdisciplinari dei casi:
La telemedicina consente ai team di discutere regolarmente i casi, di condividere le prospettive e di formulare collettivamente le raccomandazioni di cura.

6. Condividere risorse e informazioni:
La tecnologia integrata nella telemedicina facilita la condivisione di cartelle cliniche, immagini diagnostiche e altre informazioni rilevanti tra i professionisti, che sono essenziali per un'assistenza olistica al paziente.

7. Migliorare la comunicazione :
La comunicazione è fondamentale per la collaborazione interdisciplinare. La telemedicina offre piattaforme che consentono una comunicazione fluida ed efficiente, riducendo le incomprensioni e le sovrapposizioni.

8. Assistenza centrata sul paziente:
La collaborazione interdisciplinare tramite la telemedicina assicura che il paziente sia al centro delle discussioni, con un approccio integrato che tiene conto di tutti gli aspetti della sua salute.

9. Risparmi sui costi e sull'efficienza:
Il coordinamento attraverso la telemedicina può ridurre la necessità per i pazienti di effettuare visite multiple a diversi specialisti, minimizzando così viaggi, costi e tempi.

10. Flessibilità :
La possibilità di organizzare incontri e consultazioni virtuali offre una flessibilità senza precedenti ai professionisti, consentendo loro di lavorare insieme in orari adatti alle loro esigenze.

Come strumento di collaborazione interdisciplinare, la telemedicina sta trasformando il modo in cui gli operatori sanitari interagiscono, imparano e si prendono cura dei pazienti. Promuove un approccio integrato all'assistenza, assicurando che ogni paziente benefici dell'esperienza collettiva per ottenere risultati ottimali. Con la continua evoluzione della tecnologia, è probabile che l'impatto della telemedicina sulla collaborazione interdisciplinare sia destinato ad aumentare.

Capitolo 10

ASPETTI PSICOSOCIALI IN ENDOCRINOLOGIA

Comprendere l'impatto emotivo malattie endocrine.

Le malattie endocrine, come altre condizioni mediche, possono avere un impatto profondo sul benessere emotivo e psicologico di una persona. Comprendere questi impatti è essenziale, non solo per il paziente stesso, ma anche per chi lo assiste, la famiglia e gli amici, al fine di fornire un supporto adeguato e facilitare la gestione della malattia.

Gli squilibri ormonali, al centro dei disturbi endocrini, hanno un'influenza diretta sull'umore, sulla cognizione e sul comportamento. Per esempio, le fluttuazioni della tiroide possono scatenare sentimenti di ansia, depressione o irritabilità. Allo stesso modo, le persone con diabete possono sperimentare stress o ansia legati alla gestione costante dei livelli di zucchero nel sangue, alla paura di complicazioni o alla pura pressione di dover convivere con una malattia cronica.

A questo si aggiunge il peso dei sintomi fisici - stanchezza, variazioni di peso, cambiamenti nell'aspetto del corpo - che possono portare a sentimenti di insicurezza, isolamento sociale o bassa autostima. Le implicazioni emotive delle malattie endocrine possono anche avere un effetto domino sulle relazioni, sul lavoro e sulla qualità generale della vita. I pazienti possono sentirsi incompresi o stigmatizzati, soprattutto se i loro sintomi non sono immediatamente evidenti agli altri.

È fondamentale riconoscere che queste reazioni emotive non sono semplicemente 'effetti collaterali' della malattia, ma sono una parte intrinseca dell'esperienza del paziente. L'approccio all'assistenza deve quindi essere olistico, tenendo conto delle esigenze sia fisiologiche che psicologiche.

Gli operatori sanitari devono essere addestrati a riconoscere i segnali di disagio emotivo e a indirizzare i pazienti verso le risorse appropriate, che si tratti di gruppi di sostegno, terapia o altri interventi. I pazienti, da parte loro, possono trarre beneficio dall'apprendimento di strategie di coping, dalla pratica della mindfulness o semplicemente dalla condivisione dei loro sentimenti con altri che stanno vivendo esperienze simili.

Comprendere l'impatto emotivo delle malattie endocrine è un passo essenziale per fornire un'assistenza completa e compassionevole. Ogni paziente è un'entità complessa e sfaccettata, e il suo benessere emotivo è intimamente legato alla sua salute fisica.

Supporto psicologico specifico: depressione, ansia, disturbi dell'immagine corporea.

Il supporto psicologico per i pazienti con malattie endocrine è essenziale. La manifestazione e la gestione di queste malattie possono spesso portare a sentimenti di depressione, ansia e disturbi dell'immagine corporea. Ognuno di questi aspetti merita un'attenzione particolare per garantire un'assistenza olistica al paziente.

Depressione:
La depressione può essere sia una conseguenza che un fattore aggravante delle malattie endocrine. Lo squilibrio ormonale può influenzare la chimica del cervello e influire sull'umore, portando a sentimenti persistenti di tristezza, disinteresse o disperazione. Inoltre, le sfide quotidiane della gestione di una malattia cronica possono pesare molto sulla mente, esacerbando i sentimenti di depressione. Il supporto terapeutico, sotto forma di terapia individuale, farmaci antidepressivi o gruppi di sostegno, è

essenziale per aiutare i pazienti a navigare in queste acque agitate e a tornare a una vita equilibrata e soddisfacente.

Ansia :

L'incertezza associata alla progressione della malattia, ai risultati degli esami medici o alle potenziali complicazioni può essere una fonte importante di ansia. Inoltre, alcuni squilibri ormonali possono causare direttamente sintomi di ansia. Il riconoscimento precoce di questi sintomi è fondamentale. **Per gestire l'ansia si possono utilizzare** tecniche come la terapia cognitivo-comportamentale, la meditazione o la respirazione guidata.

Disturbi dell'immagine corporea :

Le malattie endocrine, come i disturbi della tiroide o la sindrome dell'ovaio policistico, possono portare a cambiamenti fisici evidenti, come l'aumento o la perdita di peso, la perdita di capelli o i problemi della pelle. Questi cambiamenti possono avere un effetto profondo sulla percezione di sé e sull'autostima di una persona. Il supporto psicologico, spesso sotto forma di terapia individuale o di gruppi di sostegno, può aiutare le pazienti a ricostruire l'immagine di sé e a sviluppare un'accettazione e un apprezzamento positivi del proprio corpo.

Un fattore essenziale da ricordare è che il corpo e la mente sono intrinsecamente legati. Uno squilibrio o un disturbo in uno può avere ripercussioni sull'altro. Un supporto psicologico specifico deve quindi essere visto non come una considerazione secondaria, ma come parte integrante della cura complessiva del paziente. Riconoscendo e affrontando questi aspetti psicologici, possiamo non solo migliorare la qualità di vita dei pazienti, ma anche potenzialmente migliorare i loro risultati medici.

Supporto per gruppi specifici: adolescenti, persone transgender, pazienti affetti da infertilità.

La gestione delle malattie endocrine richiede un'attenzione particolare per gruppi specifici che possono affrontare sfide uniche a causa della loro situazione o identità. Gli adolescenti, le persone transgender e i pazienti infertili, per esempio, possono avere esigenze emotive e psicologiche specifiche che meritano un'assistenza personalizzata.

Adolescenti :
L'adolescenza è un periodo di transizione, di crescita rapida e di cambiamenti ormonali significativi. Gli adolescenti con malattie endocrine possono affrontare sfide come lo stigma da parte dei coetanei, la bassa autostima o le difficoltà di adesione al trattamento. Un supporto adeguato all'età può comprendere:

- Consultazioni con psicologi specializzati in problematiche adolescenziali.
- Creare gruppi di sostegno per gli adolescenti che affrontano sfide simili.
- Educazione alla gestione della malattia in un momento in cui l'indipendenza e la responsabilità sono in aumento.

Persone transgender :
Le persone transgender che cercano di allineare la propria identità di genere con il proprio corpo possono ricorrere a trattamenti ormonali. Questi trattamenti, pur essendo essenziali per il loro benessere, possono anche comportare sfide emotive e fisiologiche.

- Supporto psicologico per aiutarla ad affrontare i cambiamenti del corpo e le reazioni della società.
- Informazioni chiare e formazione sugli effetti e le implicazioni dei trattamenti ormonali.

Gruppi o comunità di supporto dove può condividere esperienze e consigli.

Pazienti infertili :
L'infertilità può avere profonde ripercussioni emotive, spesso accompagnate da sentimenti di perdita, vergogna o colpa. Le coppie o gli individui interessati possono avere bisogno di :

Terapia individuale o di coppia per affrontare il lutto, lo stress o le tensioni relazionali legate all'infertilità.

Gruppi di sostegno dove può condividere esperienze e ricevere consigli.

Educazione sulle opzioni disponibili, sia che si tratti di trattamenti medici o di altre vie come l'adozione o la maternità surrogata.

La gestione delle malattie endocrine va ben oltre il trattamento medico. Per i gruppi specifici menzionati, il supporto emotivo e psicologico è essenziale per garantire una qualità di vita ottimale e un benessere duraturo. È indispensabile che gli operatori sanitari adottino un approccio olistico, prendendo in considerazione le esigenze individuali e uniche di ogni paziente e offrendo un'assistenza su misura.

Tecniche di comunicazione per affrontare argomenti delicati.

Discutere di questioni delicate con i pazienti o le loro famiglie richiede una comunicazione empatica, riflessiva e rispettosa. Questi momenti delicati possono essere legati a una diagnosi difficile, a decisioni terapeutiche complesse o a notizie inaspettate. Ecco alcune tecniche di comunicazione che possono facilitare queste discussioni delicate, rispettando i sentimenti e le preoccupazioni delle persone coinvolte:

1. Creare l'ambiente giusto:
Scelga un luogo tranquillo e riservato per la conversazione. Si assicuri che l'ambiente sia confortevole per tutte le parti ed eviti potenziali interruzioni.

2. Ascolto attivo:
Prestare piena attenzione a ciò che il paziente o la famiglia sta dicendo. Questo significa ascoltare non solo con le orecchie, ma anche con il cuore e la mente. Prenda nota delle loro preoccupazioni, esitazioni e sentimenti.

3. Utilizzi un linguaggio semplice e chiaro:
Eviti il gergo medico o tecnico. Si esprima in modo conciso e si assicuri che le informazioni siano chiaramente comprese.

4. Convalidare le emozioni :
Riconoscere e convalidare i sentimenti del paziente o della famiglia. Frasi come "Capisco perché si sente così" o "È perfettamente normale sentirsi così" possono essere confortanti.

5. Faccia delle domande aperte:
Domande come "Come si sente?" o "Quali sono le sue principali preoccupazioni?" possono incoraggiare il dialogo e dare ai pazienti l'opportunità di esprimere i loro sentimenti.

6. Mostrare empatia:
Mostri che le interessano davvero i sentimenti e le preoccupazioni del paziente. Una semplice affermazione come "Mi dispiace molto che stia vivendo questo momento" può avere un impatto significativo.

7. Sia paziente:
Lasci al paziente o alla famiglia il tempo di elaborare le informazioni e sia pronto a ripetere o a chiarire, se necessario.

8. Offrire assistenza :
Indirizzare il paziente o la famiglia verso ulteriori risorse, come gruppi di sostegno, terapie o altri professionisti della salute.

9. Coinvolgere il paziente nel processo decisionale:
Far sentire ai pazienti che hanno voce in capitolo nelle decisioni sulla loro cura. Questo può aiutarli a sentirsi più padroni e a ridurre l'ansia o la paura.

10. Praticare la regolazione emotiva:
È fondamentale che gli operatori sanitari gestiscano le proprie emozioni durante le discussioni delicate, al fine di rimanere concentrati e presenti per il paziente.

11. Chieda un feedback:
Dopo aver condiviso le informazioni, chieda al paziente o alla famiglia se ha delle domande o se c'è qualcosa che non ha capito.

12. Concluda con passi concreti:
Concluda la conversazione riassumendo i punti principali sollevati e discutendo i passi successivi o le azioni da intraprendere.

In tutti gli scambi, il rispetto, la compassione e l'onestà devono essere al centro della comunicazione. Adottando un approccio empatico e incentrato sul paziente, gli operatori sanitari possono affrontare questioni delicate in modo rispettoso e costruttivo, costruendo fiducia e sostegno reciproco.

Capitolo 11

NUTRIZIONE ED ENDOCRINOLOGIA

Principi fondamentali della nutrizione in endocrinologia.

La nutrizione svolge un ruolo essenziale nell'endocrinologia, in quanto gli ormoni regolano molte funzioni metaboliche dell'organismo, influenzando l'assorbimento, la distribuzione e l'utilizzo dei nutrienti. L'adozione di una dieta appropriata può aiutare a gestire, prevenire o addirittura invertire alcuni disturbi endocrini.

L'equilibrio tra carboidrati, proteine e grassi è fondamentale, soprattutto per le persone con diabete, una condizione in cui l'insulina, un ormone prodotto dal pancreas, non funziona correttamente. Il controllo preciso dell'assunzione di carboidrati, in combinazione con i farmaci o l'insulina, è essenziale per mantenere stabili i livelli di glucosio nel sangue.

Allo stesso modo, le persone con disturbi della tiroide, sia ipo che ipertiroidei, devono fare attenzione a ciò che mangiano. Il sottopeso o il sovrappeso possono influire sulla secrezione degli ormoni tiroidei e alcuni nutrienti, come lo iodio, sono essenziali per la sintesi di questi ormoni.

Per le pazienti con sindrome dell'ovaio policistico (PCOS), un disturbo endocrino comune nelle donne in età fertile, una dieta adeguata può aiutare a gestire i sintomi. La PCOS è spesso associata alla resistenza all'insulina e una dieta a basso contenuto di carboidrati può essere utile.

Inoltre, gli ormoni paratiroidei regolano i livelli di calcio nel sangue e una dieta ricca di calcio, associata alla vitamina D, è consigliata alle persone che soffrono di ipoparatiroidismo, dove la produzione di questi ormoni è insufficiente.

L'alimentazione in endocrinologia va quindi ben oltre la semplice dieta. È profondamente intrecciata con la biochimica dell'organismo, influenzata e a sua volta influenzata dagli ormoni che regolano molte funzioni corporee. Ogni patologia endocrina può richiedere un approccio nutrizionale leggermente diverso, e la collaborazione con dietologi ed endocrinologi specializzati è essenziale per garantire che i pazienti ricevano non solo i nutrienti di cui hanno bisogno, ma anche l'educazione e il supporto necessari per gestire in modo proattivo la loro condizione.

Dietetica specifica :
Diabete, disturbi della tiroide, obesità.

La dietetica è un pilastro fondamentale nella gestione di molte patologie endocrine, tra cui il diabete, i disturbi della tiroide e l'obesità. Ogni condizione presenta le proprie sfide e richiede un approccio nutrizionale su misura per garantire una gestione ottimale della malattia.

Diabete :
La gestione del diabete ruota principalmente intorno alla regolazione dei livelli di zucchero nel sangue. Gli elementi chiave includono:

- **Controllo dei carboidrati**: monitorare l'assunzione di carboidrati e capire il loro impatto sui livelli di glucosio nel sangue è essenziale. Questo può essere gestito attraverso la pianificazione dei pasti e, in alcuni casi, utilizzando tecniche come il conteggio dei carboidrati.
- **Alimenti a basso indice glicemico (IG)**: questi alimenti provocano un aumento più lento e stabile dei livelli di zucchero nel sangue.
- **Fibra alimentare**: può aiutare a regolare i picchi di zucchero nel sangue e a migliorare la sensibilità all'insulina.

Disturbi della tiroide:

La dieta può svolgere un ruolo nella gestione dei disturbi della tiroide, anche se le raccomandazioni variano a seconda della natura specifica del disturbo.

- **Iodio**: è un elemento chiave per la produzione di ormoni tiroidei. Una dieta equilibrata con fonti adeguate di iodio (come i frutti di mare e il sale iodato) è essenziale.

- **Evitare i goitrogeni**: in alcuni casi, può essere consigliabile limitare il consumo di alimenti goitrogeni (come la soia, il cavolo e i broccoli), soprattutto se ha una carenza di iodio.

Obesità :

L'obesità è spesso legata agli squilibri endocrini e alla resistenza all'insulina. Un approccio dietetico alla gestione dell'obesità potrebbe includere:

- **Deficit calorico**: è essenziale per la perdita di peso. Significa consumare meno calorie di quelle che il corpo consuma.

- **Proteine**: una dieta ricca di proteine può aiutarla a sentirsi sazia e a mantenere la massa muscolare durante la perdita di peso.

- **Ridurre gli zuccheri semplici e i grassi saturi**: optare per fonti di carboidrati complessi e grassi sani può migliorare la qualità della sua dieta e favorire la perdita di peso.

- **Idratazione**: bere acqua a sufficienza può aiutare la sazietà e l'eliminazione.

È fondamentale notare che, sebbene la dieta sia un elemento chiave nella gestione di questi disturbi endocrini, è solo una parte dell'equazione. Per una gestione efficace è spesso necessario un approccio olistico che comprenda l'esercizio fisico, i farmaci appropriati e il supporto psicologico. Inoltre, ogni individuo è unico; ciò che funziona per una persona può non funzionare per un'altra.

È quindi essenziale lavorare a stretto contatto con gli operatori sanitari per sviluppare un piano su misura per ogni individuo.

Collaborare con nutrizionisti/dietisti.

La collaborazione tra i professionisti dell'endocrinologia e i nutrizionisti o i dietologi è fondamentale per garantire un'assistenza ottimale ai pazienti che soffrono di disturbi endocrini. La loro esperienza congiunta consente di elaborare piani di trattamento completi e personalizzati, combinando una consulenza nutrizionale approfondita con la gestione medica dei disturbi ormonali.

1. Approccio integrato all'assistenza:
Un paziente con una malattia endocrina, che si tratti di diabete, disturbi della tiroide o obesità, spesso richiede consigli nutrizionali specifici. L'endocrinologo, pur essendo un esperto di ormoni, potrebbe non avere il tempo o la competenza dettagliata per fornire consigli dietetici approfonditi. È qui che entra in gioco il dietologo, che fornisce competenze su alimenti, porzioni, sostituzioni alimentari e diete specifiche.

2. Istruzione e formazione :
I nutrizionisti e i dietologi possono fornire un'educazione nutrizionale mirata, aiutando i pazienti a capire come le loro scelte alimentari influiscono sulla loro condizione endocrina. Possono organizzare seminari, sessioni informative e consulenze individuali per educare e consigliare i pazienti.

3. Piani alimentari personalizzati:
Ogni paziente è unico, con le proprie esigenze nutrizionali, preferenze alimentari e stile di vita. I dietisti lavorano a stretto contatto con i pazienti per sviluppare piani di

alimentazione personalizzati in base alle loro condizioni mediche, ma al tempo stesso realizzabili e piacevoli.

4. Follow-up e aggiustamenti:
La nutrizione è dinamica e ciò che funziona per un paziente in un determinato momento potrebbe dover essere modificato in seguito. I dietisti effettuano un monitoraggio regolare, valutando i progressi, identificando gli ostacoli e apportando modifiche al piano alimentare, se necessario.

5. Cerca e aggiorna :
Il campo della nutrizione è in costante evoluzione, con l'emergere di nuove ricerche e scoperte. I dietisti si tengono aggiornati sugli ultimi progressi e possono incorporare queste conoscenze nei consigli che danno, assicurando che i pazienti beneficino delle migliori raccomandazioni disponibili.

6. Supporto emotivo e motivazione:
I cambiamenti dietetici possono essere difficili. I dietisti spesso offrono un sostegno emotivo, incoraggiano i pazienti, li aiutano a superare gli ostacoli e li motivano a perseguire i loro obiettivi nutrizionali.

La collaborazione tra endocrinologi e nutrizionisti/dietisti è una sinergia potente, che combina le competenze mediche e nutrizionali a beneficio ottimale dei pazienti. Insieme, possono offrire un'assistenza olistica e centrata sul paziente, che non si limita alle esigenze mediche, ma anche a quelle dietetiche, emotive e di stile di vita dei pazienti.

Educazione del paziente autogestione alimentare.

L'educazione del paziente all'autogestione della dieta è una parte essenziale della gestione dei disturbi endocrini. Questo è particolarmente cruciale per le malattie come il diabete, dove le scelte alimentari hanno un impatto diretto sui livelli di glucosio nel sangue. Ecco come può essere affrontata in modo fluido e completo:

L'autogestione alimentare non riguarda solo il cibo che mangiamo. Si tratta di instillare una profonda comprensione delle interazioni tra cibo, metabolismo e farmaci. Comprende le conoscenze, le competenze e la fiducia per fare scelte alimentari che favoriscano il benessere e gestiscano efficacemente la malattia.

In primo luogo, è fondamentale demistificare i concetti di base della nutrizione, chiarendo i ruoli dei macronutrienti - carboidrati, proteine e grassi. Per un paziente diabetico, ad esempio, ciò significa capire come i carboidrati influenzino i livelli di zucchero nel sangue, come le proteine possano stabilizzare questa risposta e come i grassi, sebbene necessari, debbano essere consumati con discernimento.

Ma conoscere i fatti non è sufficiente. È essenziale adattare queste conoscenze alla vita quotidiana. Ciò potrebbe significare imparare a leggere e interpretare le etichette nutrizionali, identificare gli alimenti ricchi di carboidrati nascosti o persino pianificare pasti equilibrati. Una gita al supermercato può trasformarsi in una sessione educativa, scegliendo gli alimenti in linea con le esigenze dietetiche e bilanciando le preferenze e i vincoli di bilancio.

Le sfide possono sorgere in situazioni sociali, come i pasti al ristorante o le riunioni di famiglia. In questo caso, l'enfasi è sulla strategia: come fare scelte intelligenti da un menu, come bilanciare i piaceri occasionali con la routine quotidiana, o come affrontare la pressione dei coetanei o le tradizioni culturali.

Anche la tecnologia sta giocando un ruolo crescente nell'autogestione della dieta. Dalle applicazioni di tracciamento degli alimenti ai gadget che analizzano la composizione dei pasti, le apparecchiature tecnologiche possono essere uno strumento prezioso per aiutare i pazienti a rimanere in carreggiata.

Ma al centro di tutto c'è una componente umana. L'alimentazione autogestita può essere carica di emozioni, legata a sentimenti di privazione, frustrazione o vergogna. Il supporto psicologico, sotto forma di terapia individuale, gruppi di sostegno o semplicemente sessioni educative empatiche, è fondamentale.

L'educazione all'autogestione alimentare mira a responsabilizzare i pazienti. Con le giuste competenze e il giusto supporto, possono navigare nel complesso mondo della nutrizione con fiducia, facendo scelte che non solo sostengono la loro salute, ma arricchiscono anche la loro vita.

Capitolo 12

ENDOCRINOLOGIA E SPORT

Gestire il diabete negli atleti.

La gestione del diabete nello sport è un complesso gioco di equilibri, che richiede un'attenzione particolare ai requisiti energetici, alle variazioni dei livelli di glucosio nel sangue, all'adattamento del trattamento e al monitoraggio. Le attività fisiche, che si tratti di sport di resistenza, di forza o di squadra, hanno un impatto considerevole sul metabolismo, e di conseguenza sul fabbisogno di insulina e di carboidrati, degli atleti diabetici.

Valutazione e pianificazione :
Prima di iniziare un programma di esercizio fisico o di partecipare a una competizione sportiva, gli atleti diabetici devono consultare il proprio team medico. Una valutazione preventiva del fabbisogno di insulina, delle abitudini alimentari e del tipo di esercizio previsto aiuterà a elaborare un piano d'azione adeguato.

Monitoraggio dei livelli di glucosio nel sangue :
Per gli atleti diabetici è fondamentale monitorare frequentemente i livelli di zucchero nel sangue prima, durante e dopo l'esercizio. Questo permette loro di regolare l'assunzione di carboidrati e il trattamento in base alle loro esigenze. I monitor continui del glucosio (CGM) possono essere particolarmente utili per monitorare le tendenze e anticipare le esigenze.

Assunzione di carboidrati :
L'esercizio fisico aumenta la sensibilità all'insulina, che può portare a un calo dei livelli di zucchero nel sangue. È essenziale compensare questo calo con un'adeguata assunzione di carboidrati prima, durante e dopo l'esercizio. Le esigenze specifiche variano in base all'intensità e alla durata dell'esercizio.

Regolazione dell'insulina :
A seconda del tipo, della durata e dell'intensità dell'attività, gli atleti potrebbero dover ridurre la dose di insulina per evitare l'ipoglicemia. Le pompe di insulina consentono regolazioni flessibili e possono essere particolarmente utili per gli atleti diabetici.

Gestione delle complicazioni :
È essenziale riconoscere e trattare rapidamente i segni di ipoglicemia, come tremore, sudorazione o confusione. Avere sempre a portata di mano fonti rapide di glucosio, come gel energetici o caramelle, è fondamentale.

Recupero e riposo:
Dopo l'esercizio fisico, la sensibilità all'insulina può rimanere elevata per diverse ore. È quindi importante monitorare i livelli di zucchero nel sangue, regolare l'assunzione di carboidrati e garantire un recupero adeguato.

Educazione e consapevolezza :
I compagni di squadra, gli allenatori e gli altri membri del team devono essere informati sul diabete dell'atleta, sui segnali di ipoglicemia e su cosa fare in caso di emergenza.

Sebbene la gestione del diabete negli sportivi richieda adattamenti e attenzioni particolari, non dovrebbe mai rappresentare un ostacolo alla partecipazione allo sport. Con un'adeguata pianificazione, un attento monitoraggio e il supporto di un'équipe medica, gli atleti diabetici possono eccellere nello sport e trarne tutti i benefici, gestendo al contempo in modo efficace la loro condizione.

Importanza degli ormoni
nelle prestazioni sportive.

Gli ormoni svolgono un ruolo centrale nella regolazione di molte funzioni corporee e la loro influenza si estende naturalmente alle prestazioni sportive. Dalla crescita muscolare e dalla risposta allo stress all'energia e al recupero, gli ormoni sono attori chiave che possono aiutare o ostacolare la capacità di un atleta di raggiungere il suo massimo potenziale. Ecco una panoramica fluida dell'importanza degli ormoni nelle prestazioni sportive.

Il mondo dello sport è una danza orchestrata di precisione, resistenza e forza, con ogni movimento influenzato da una complessa rete di ormoni. Pensiamo all'adrenalina, che prepara il corpo a 'combattere o fuggire' aumentando la frequenza cardiaca, il flusso sanguigno ai muscoli e il rilascio di energia. Nella foga della competizione, è l'adrenalina che può spingere un atleta oltre i suoi limiti.

Durante l'allenamento, è il testosterone, sia negli uomini che nelle donne, a svolgere un ruolo cruciale nella crescita muscolare, nella forza e nel recupero. Questo ormone anabolico aiuta a riparare e a far crescere le fibre muscolari sollecitate durante l'esercizio. Non sorprende quindi che il testosterone sia al centro di molte discussioni sul doping nello sport.

Anche l'ormone della crescita ha un ruolo da svolgere. È coinvolto nella rigenerazione dei tessuti, nella crescita muscolare e nella risposta allo stress dell'esercizio fisico intenso. La sua influenza non si ferma con la crescita durante l'infanzia, e rimane un pilastro del recupero e dello sviluppo muscolare in età adulta.
Tuttavia, le prestazioni non riguardano solo la crescita e la forza. La resistenza è altrettanto fondamentale e qui entra in gioco l'ormone dello stress, il cortisolo. Sebbene sia

spesso considerato dannoso a causa dei suoi effetti catabolici, il cortisolo, quando viene rilasciato in risposta all'esercizio fisico, aiuta a mobilitare le riserve energetiche e a regolare il metabolismo.

Allo stesso tempo, l'insulina svolge un ruolo essenziale nella gestione dell'energia, aiutando a regolare il glucosio nel sangue e a promuoverne l'assorbimento da parte dei muscoli, fornendo il carburante necessario per l'attività fisica.

Ogni atleta, consapevolmente o meno, danza al ritmo di questi ormoni. Ma, come in ogni danza, l'equilibrio è essenziale. Uno squilibrio ormonale, dovuto a sovrallenamento, stress o altri fattori esterni, può ostacolare le prestazioni, il recupero e la salute generale di un atleta.

Comprendere e rispettare il ruolo degli ormoni nelle prestazioni sportive è essenziale per ottimizzare l'allenamento, la competizione e il recupero. In questa sinfonia ormonale, ogni nota conta, ed è l'armonia che porta alla vera eccellenza atletica.

Supporto dell'atleta endocrino.

Sostenere gli atleti che soffrono di disturbi endocrini richiede un approccio multidimensionale che tenga conto delle specificità mediche, dei requisiti sportivi e delle esigenze psicologiche. Ogni disturbo endocrino presenta le proprie sfide, ma una gestione attenta può aiutare gli atleti a raggiungere i loro obiettivi, mantenendo la loro salute.

1. Valutazione medica approfondita:
Innanzitutto, l'atleta deve sottoporsi a una valutazione medica completa per comprendere la natura e la gravità

del suo disturbo endocrino. Questa valutazione fornirà una base per elaborare un piano di trattamento e di allenamento adeguato.

2. Pianificazione della formazione individuale:
Gli atleti con disturbi endocrini possono richiedere modifiche al loro programma di allenamento. Ad esempio, un atleta diabetico dovrà adattare l'intensità e la durata dell'allenamento in base ai suoi livelli di zucchero nel sangue.

3. Educazione e autocontrollo:
Gli atleti devono essere ben informati sulla loro condizione, sui sintomi a cui prestare attenzione e su cosa fare se qualcosa va storto. Nel caso del diabete, ciò significa essere addestrati a monitorare i livelli di zucchero nel sangue, a somministrare l'insulina e a gestire l'ipo- o l'iperglicemia.

4. Cibo e nutrizione :
Collaborare con un dietologo specializzato per sviluppare un piano alimentare che supporti sia il fabbisogno energetico dell'atleta sia la gestione del suo disturbo endocrino.

5. Comunicazione con il team di gestione:
È essenziale che gli allenatori, i fisioterapisti e gli altri membri del team di supporto siano informati delle condizioni dell'atleta, delle eventuali limitazioni e delle misure di emergenza da adottare.

6. Supporto psicologico :
La gestione di un disturbo endocrino può essere emotivamente impegnativa, soprattutto nel contesto competitivo dello sport. L'accesso al supporto psicologico, sotto forma di terapia o di gruppi di sostegno, può essere utile.

7. Preparazione per il concorso :
Potrebbero essere necessarie misure speciali nei giorni di gara. Ad esempio, un atleta diabetico potrebbe dover controllare più frequentemente i livelli di zucchero nel sangue e regolare di conseguenza l'assunzione di carboidrati e il trattamento.

8. Recupero e riposo :
Alcuni disturbi endocrini possono influenzare la capacità di recupero di un atleta. È fondamentale garantire un recupero adeguato per evitare qualsiasi complicazione.

9. Collaborazione interdisciplinare:
L'atleta endocrino beneficerà di un approccio coordinato alla cura, che coinvolgerà endocrinologi, medici dello sport, dietologi, psicologi e altri specialisti rilevanti.

Sebbene la presenza di una patologia endocrina possa presentare ulteriori sfide per l'atleta, con la giusta guida, educazione e supporto, è del tutto possibile raggiungere l'eccellenza sportiva gestendo efficacemente la condizione medica.

Prevenzione dei disturbi endocrinologia legata allo sport.

Lo sport, pur essendo benefico per la salute generale, può, in alcune circostanze, contribuire ai disturbi endocrini o esacerbare condizioni preesistenti. Una prevenzione efficace richiede la comprensione dei rischi associati e un approccio proattivo per minimizzarli.

1. Sindrome dell'atleta donna (FAS) :
Questa sindrome ha tre componenti interrelate: disturbi mestruali, bassa densità ossea e disturbi alimentari. Per prevenire la FAS, è necessario :

Sensibilizzazione sui pericoli dei disturbi alimentari.

Faccia attenzione ai segni di denutrizione o di sovrallenamento.

Incoraggiare una dieta equilibrata.

Si assicuri di assumere abbastanza calcio e vitamina D per avere ossa sane.

2. Ipogonadismo di origine ipotalamica (HH) negli uomini:
Proprio come le donne possono avere irregolarità mestruali a causa di un allenamento intenso, alcuni atleti maschi possono subire un calo della produzione di testosterone a causa dello stress fisiologico. La prevenzione comprende:

Riconoscere i segnali, come la bassa libido, la stanchezza o la perdita di massa muscolare.

Assicuri un'alimentazione e un riposo adeguati.

Bilanciare l'intensità e la durata dell'allenamento.

3. Disturbi della funzione tiroidea :
Gli atleti di resistenza, in particolare, possono subire variazioni nella funzione tiroidea. Per minimizzare il rischio :

Monitoraggio regolare dei livelli di ormoni tiroidei negli atleti d'élite.

Si assicuri di assumere una quantità sufficiente di iodio, che è essenziale per la produzione di ormoni tiroidei.

4. Ipoglicemia negli atleti diabetici :
L'attività fisica intensa può portare a un rapido calo dei livelli di zucchero nel sangue negli atleti diabetici.

Istruire l'atleta sulla regolazione dell'insulina e dell'assunzione di carboidrati prima, durante e dopo l'esercizio.

Incoraggiare il monitoraggio regolare dei livelli di zucchero nel sangue.

5. Osteoporosi :
La bassa densità ossea può essere un problema, soprattutto nelle atlete con mestruazioni irregolari o assenti.

- Si assicuri di assumere abbastanza calcio e vitamina D.
- Incoraggi gli esercizi di sostegno del peso per costruire la densità ossea.

6. Educazione e consapevolezza:
Fornire agli atleti, agli allenatori e ai team medici informazioni sui rischi potenziali dei disturbi endocrini legati allo sport.

7. Controlli regolari:
Controlli medici regolari, compresi gli esami del sangue, possono aiutare a individuare e gestire i disturbi endocrini prima che diventino un problema.

La chiave per prevenire i disturbi endocrinologici legati allo sport risiede in un approccio equilibrato all'allenamento, in un'alimentazione adeguata, in una formazione continua e in un attento monitoraggio medico. Una comunicazione aperta tra atleti, allenatori e professionisti della salute è essenziale per garantire il benessere dell'atleta e una performance ottimale.

Capitolo 13

L'ENDOCRINOLOGIA NELLE DIVERSE CULTURE

Approccio interculturale in endocrinologia.

L'approccio interculturale all'endocrinologia riconosce che i fattori culturali possono avere un impatto significativo sul modo in cui i pazienti percepiscono, comprendono e gestiscono le loro condizioni endocrine. Le differenze culturali possono influenzare l'atteggiamento nei confronti della malattia, le convinzioni sulle cause e sui trattamenti e i comportamenti legati alla salute. È quindi essenziale che gli operatori sanitari tengano conto di queste sfumature per fornire un'assistenza adeguata, rispettosa ed efficace.

1. Percezione della malattia :
In alcune culture, le malattie endocrine, come il diabete o i disturbi della tiroide, possono essere percepite come maledizioni, il risultato di azioni passate o addirittura punizioni divine. Comprendere queste credenze è fondamentale per avvicinarsi al paziente con empatia e fornire un'educazione adeguata.

2. Credenze sul trattamento :
Mentre l'approccio occidentale spesso privilegia i farmaci e gli interventi medici, altre culture possono apprezzare i rimedi tradizionali, gli interventi spirituali o gli approcci dietetici specifici. Lavorare con il paziente per integrare queste credenze in un piano di trattamento può migliorare l'aderenza e i risultati.

3. Comunicazione e consenso:
In alcune culture, discutere una diagnosi o una prognosi direttamente con il paziente può essere considerato inappropriato. La famiglia può svolgere un ruolo centrale nel processo decisionale medico. Gli operatori sanitari devono essere sensibili a queste sfumature e garantire che il consenso informato sia ottenuto in conformità con le norme culturali del paziente.

4. Dieta e stile di vita :
Le abitudini alimentari variano notevolmente da una cultura all'altra. Queste differenze possono avere un impatto significativo sulle malattie endocrine, in particolare sul diabete. Le raccomandazioni alimentari devono essere adattate in base alle preferenze e alle abitudini culturali.

5. Questioni di genere :
Le norme culturali di genere possono influenzare la gestione dei disturbi endocrini. Ad esempio, in alcune culture, le discussioni sui disturbi mestruali o sulla fertilità possono essere tabù. Gli operatori sanitari devono affrontare questi argomenti con sensibilità e discrezione.

6. Istruzione e risorse:
Fornire risorse educative nella lingua madre del paziente, adattate al suo livello di alfabetizzazione e che incorporino elementi culturali rilevanti, può migliorare la comprensione e l'aderenza al trattamento.

7. Formazione interculturale per i professionisti :
È essenziale che gli operatori sanitari ricevano una formazione specifica per comprendere e gestire le complessità interculturali. Questo non solo migliorerà la qualità dell'assistenza, ma rafforzerà anche la fiducia e la collaborazione tra paziente e professionista.

Un approccio interculturale all'endocrinologia richiede il riconoscimento e il rispetto delle differenze culturali. Adottando un atteggiamento di ascolto, apprendimento e adattamento, gli operatori sanitari possono offrire un'assistenza personalizzata che soddisfi le esigenze uniche di ogni paziente.

Gestione delle convinzioni
e le pratiche tradizionali.

La gestione delle credenze e delle pratiche tradizionali nell'assistenza medica, in particolare in endocrinologia, è una sfida complessa. Le credenze tradizionali possono influenzare profondamente il modo in cui il paziente percepisce la sua malattia, le sue cause, il trattamento e la prognosi. Per gli operatori sanitari, è essenziale navigare in questo paesaggio con sensibilità, rispetto ed efficacia.

1. Ascolto e comprensione :
Il primo passo è ascoltare attivamente il paziente. Cercare di capire le sue convinzioni, le sue preoccupazioni e le eventuali pratiche tradizionali che segue. Porre domande aperte e non giudicanti crea un ambiente sicuro per il dialogo.

2. Educazione e informazione :
Una volta compreso il punto di vista del paziente, presentare informazioni mediche chiare e concrete sulla condizione, sulle opzioni di trattamento e sui risultati attesi. È essenziale adattare questa educazione al livello di alfabetizzazione e comprensione culturale del paziente.

3. Integrare le pratiche tradizionali:
Se possibile e sicuro, consideri di incorporare alcune pratiche o rimedi tradizionali nel piano di trattamento. Per esempio, alcune erbe o tecniche tradizionali possono essere benefiche se utilizzate insieme ai trattamenti convenzionali.

4. Gestire il conflitto :
Se c'è un conflitto tra le pratiche tradizionali e le raccomandazioni mediche, è fondamentale affrontare l'argomento con empatia. Spieghi chiaramente le ragioni delle sue raccomandazioni e i potenziali rischi associati alle

pratiche tradizionali. Cerchi un terreno comune o delle alternative che rispettino le convinzioni del paziente e garantiscano la sua sicurezza.

5. Lavorare con i guaritori tradizionali:
In alcune comunità, lavorare con i guaritori tradizionali può essere vantaggioso. Questi guaritori sono spesso molto fidati all'interno delle loro comunità e possono svolgere un ruolo essenziale nel guidare le credenze e le pratiche sanitarie.

6. Sostegno della comunità:
Impegnarsi con la comunità più ampia, organizzando sessioni educative o workshop, può aiutare ad abbattere le barriere e a costruire una comprensione reciproca. Può anche aiutare a demistificare alcune idee preconcette e a promuovere pratiche sanitarie più sicure.

7. Formazione continua :
È essenziale che gli operatori sanitari si informino regolarmente sulle pratiche e sulle credenze culturali delle popolazioni che servono. La formazione interculturale può fornire strumenti e strategie per affrontare queste complessità in modo efficace.

8. Rete interprofessionale :
Collabori con altri operatori sanitari che hanno competenze o esperienza nell'assistenza interculturale. Questo può fornire ulteriore supporto, risorse e strategie per gestire le sfide.

La gestione delle credenze e delle pratiche tradizionali in endocrinologia richiede un approccio rispettoso, incentrato sul paziente e collaborativo. Riconoscendo e valorizzando le prospettive e le esperienze uniche di ciascun paziente, gli operatori sanitari possono fornire un'assistenza veramente olistica e personalizzata.

Aumentare la consapevolezza delle esigenze specifiche delle diverse popolazioni.

La consapevolezza delle esigenze sanitarie specifiche delle diverse popolazioni è fondamentale per fornire un'assistenza equa ed efficace. Ogni popolazione, sia essa definita da etnia, religione, sesso, età, orientamento sessuale o qualsiasi altro fattore, ha le proprie sfide, credenze e pratiche che possono influenzare il modo in cui percepiscono e gestiscono la propria salute. Ecco un approccio fluido alla sensibilizzazione:

Nel vasto mondo della medicina, ogni individuo porta con sé un mosaico di culture, esperienze e identità. Ogni pezzo di questo mosaico riflette non solo la sua storia personale, ma anche le storie condivise, le credenze e le aspettative della sua comunità. Quando parliamo di sensibilizzazione alle esigenze specifiche di popolazioni diverse, non si tratta solo di comprendere questo mosaico, ma anche di riconoscere come esso influenzi il percorso di cura dell'individuo.

Prendiamo, ad esempio, una donna anziana appartenente a una minoranza etnica, che può trovarsi ad affrontare barriere linguistiche, credenze culturali sulla malattia e stigma legato alla sua età o al suo sesso. Per lei, navigare nel sistema sanitario potrebbe essere un'esperienza completamente diversa da quella di un giovane uomo che vive in un ambiente urbano con un facile accesso alle informazioni e ai servizi sanitari.

La consapevolezza inizia con il riconoscimento che ogni individuo è unico, ma anche che è il prodotto di una complessità di fattori interagenti che influenzano la sua salute. Ciò implica una formazione continua per gli operatori sanitari, che devono tenersi aggiornati sulle questioni specifiche delle diverse popolazioni che servono. Questa formazione può affrontare temi come le disparità sanitarie, la comunicazione interculturale, le credenze sanitarie tradizionali e le barriere sistemiche all'accesso alle cure.

Ma al di là della formazione, è essenziale adottare un atteggiamento di ascolto attivo e di empatia. Porre domande aperte, essere curiosi e, soprattutto, essere rispettosi delle risposte. Riconoscere che a volte le convinzioni o le pratiche di un paziente possono differire dalle sue, ma che sono altrettanto valide e importanti per lui.

Infine, non dimentichi che consapevolezza significa anche azione. Ciò significa sostenere politiche che riducano le disuguaglianze in materia di salute, lavorare con le comunità per comprendere e rispondere alle loro esigenze e cercare sempre di migliorare l'accesso, la qualità e l'appropriatezza delle cure per ogni individuo.

Integrando questi principi nella loro pratica, gli operatori sanitari possono assicurarsi di soddisfare non solo le esigenze mediche dei loro pazienti, ma anche quelle umane, culturali e sociali, fornendo così un'assistenza veramente centrata sul paziente.

Adattare l'assistenza a seconda del contesto culturale.

Adattare l'assistenza medica al contesto culturale è essenziale se i pazienti devono essere trattati in modo completo e con rispetto. La medicina è essenzialmente una scienza, ma il modo in cui viene percepita e praticata è molto influenzato dalla cultura. Quindi, se vogliamo offrire un'assistenza pertinente ed empatica, è essenziale integrare questa dimensione culturale. Ecco un approccio integrato a questo adattamento:

Quando un medico appoggia il suo stetoscopio sul petto di un paziente, sta ascoltando molto di più del semplice battito cardiaco; sta entrando in contatto con la storia, le credenze e i valori del paziente. Questo semplice gesto diventa un ponte tra la scienza medica e l'universo culturale del paziente.

1. Conoscenza e consapevolezza:
Per gli operatori sanitari è fondamentale acquisire familiarità con le diverse culture che probabilmente incontreranno nella loro pratica. Ciò può comportare la comprensione delle credenze sulla malattia, sulla morte e sulla famiglia, nonché delle pratiche alimentari o religiose che possono influenzare l'assistenza.

2. Comunicazione efficace:
Ciò può significare l'utilizzo di interpreti laddove esistono barriere linguistiche, ma anche la comprensione della comunicazione non verbale, che può variare da una cultura all'altra. Il modo in cui vengono poste le domande, il livello di contatto visivo e persino la vicinanza fisica durante l'interazione possono avere un significato culturale.

3. Rispetto delle credenze e delle pratiche:
È fondamentale affrontare ogni paziente con una mente aperta, senza giudicare. Se un paziente segue una pratica tradizionale o ha una convinzione particolare sulla sua malattia, il professionista deve collaborare con lui per integrare queste convinzioni nel piano di trattamento, se possibile.

4. Processo decisionale condiviso:
In alcuni contesti culturali, le decisioni mediche non vengono prese esclusivamente dal paziente, ma in collaborazione con la famiglia o la comunità. È

fondamentale riconoscere queste dinamiche e integrarle nel processo di cura.

5. Istruzione adattata :
Fornire informazioni mediche in modo culturalmente rilevante e accessibile. Ciò può comportare l'uso di ausili visivi, opuscoli in diverse lingue o anche seminari comunitari.

6. Lavorare con i guaritori tradizionali:
In molte culture, i guaritori svolgono un ruolo essenziale per la salute e il benessere. Lavorare con loro può creare fiducia e migliorare i risultati dei pazienti.

7. Flessibilità :
Adattare l'assistenza a un contesto culturale significa anche essere flessibili. Ciò può significare modificare i piani di trattamento, gli orari degli appuntamenti o persino i protocolli medici per soddisfare le esigenze culturali del paziente.

Adattare l'assistenza medica al contesto culturale non è un lusso, ma una necessità. In un mondo globalizzato, dove i confini sono sempre più sfumati, l'assistenza medica deve trascendere i confini culturali per toccare l'essenza stessa dell'umanità: il desiderio di salute, benessere e rispetto reciproco.

Capitolo 14

FARMACOLOGIA IN ENDOCRINOLOGIA

Farmaci comunemente utilizzati
e il loro meccanismo d'azione.

Nel campo dell'endocrinologia, un gran numero di farmaci viene utilizzato per trattare vari disturbi. Questi farmaci agiscono in modi diversi per modulare o sostituire gli ormoni endogeni. Ecco un elenco di farmaci comunemente utilizzati in endocrinologia, insieme al loro meccanismo d'azione:

1. **Insulina** (utilizzata nel trattamento del diabete) :
   Meccanismo d'azione: l'insulina regola la concentrazione di glucosio nel sangue, favorendo il suo ingresso nelle cellule, in particolare nelle cellule muscolari e adipose. Inoltre, inibisce la produzione di glucosio da parte del fegato.
2. **Metformina** (trattamento del diabete di tipo 2) :
   Meccanismo d'azione: la metformina riduce la produzione epatica di glucosio e migliora la sensibilità all'insulina, migliorando così l'utilizzo periferico del glucosio.
3. **Levotiroxina** (trattamento dell'ipotiroidismo) :
   Meccanismo d'azione: è una forma sintetica dell'ormone tiroideo T4. Sostituisce o integra gli ormoni tiroidei endogeni, migliorando i sintomi dell'ipotiroidismo.
4. Farmaci antitiroidei (come il propiltiouracile e il metimazolo) :
   Meccanismo d'azione: inibiscono la sintesi degli ormoni tiroidei da parte della ghiandola tiroidea, utilizzati per trattare l'ipertiroidismo.
5. **Corticosteroidi** (come il prednisone, utilizzato in diverse condizioni) :
   Meccanismo d'azione: questi farmaci sono analoghi sintetici degli ormoni prodotti dalle ghiandole surrenali. Hanno effetti antinfiammatori e

immunosoppressivi e influenzano il metabolismo di carboidrati, proteine e grassi.

6. Inibitori dell'aromatasi (come l'anastrozolo, utilizzato in alcuni tipi di cancro al seno):

Meccanismo d'azione: questi farmaci inibiscono l'enzima aromatasi, che converte gli androgeni in estrogeni. Riducendo i livelli di estrogeni, possono aiutare a trattare alcuni tumori al seno ormono-dipendenti.

7. Bifosfonati (come l'alendronato, usato nell'osteoporosi) :

Meccanismo d'azione: questi farmaci inibiscono il riassorbimento osseo, riducendo così la perdita ossea e aumentando la densità minerale ossea.

8. Agonisti del GnRH (come il leuprolide, utilizzato nell'endometriosi, nei fibromi e in alcuni tipi di cancro):

Meccanismo d'azione: questi farmaci modulano il rilascio degli ormoni gonadotropi (LH e FSH) da parte dell'ipofisi, influenzando così la produzione di ormoni sessuali come l'estrogeno e il testosterone.

Questo è solo un elenco parziale dei farmaci utilizzati in endocrinologia, ma dà un'idea della diversità dei meccanismi d'azione di questi agenti terapeutici. È sempre consigliabile consultare uno specialista per ottenere informazioni specifiche su un farmaco o un trattamento.

Interazioni con i farmaci da tenere d'occhio.

Le interazioni farmacologiche possono alterare l'efficacia o aumentare il rischio di effetti collaterali. In endocrinologia, data la natura delicata dell'equilibrio ormonale, è particolarmente importante essere consapevoli di queste interazioni. Ecco alcune delle interazioni farmacologiche più comuni a cui prestare attenzione in questo settore:

1. Levotiroxina :

   Integratori di calcio e ferro: possono ridurre l'assorbimento della levotiroxina. In genere si raccomanda di assumere questi integratori a distanza di diverse ore dalla levotiroxina.

   Antiacidi contenenti alluminio o magnesio: possono ridurre l'assorbimento della levotiroxina.

2. Insulina e farmaci che abbassano il glucosio :

   Beta-bloccanti: Possono mascherare i sintomi dell'ipoglicemia e ridurre la risposta ipoglicemica.

   Tiazidi: possono aumentare i livelli di zucchero nel sangue, richiedendo un adeguamento della dose di insulina.

3. Farmaci antitiroidei (ad esempio, propiltiouracile) :

   Anticoagulanti: L'effetto anticoagulante può essere incrementato, aumentando il rischio di emorragie.

   Beta-bloccanti: Aumento del rischio di effetti collaterali come la bradicardia.

4. Corticosteroidi :

   Farmaci antinfiammatori non steroidei (FANS): aumentano il rischio di ulcere ed emorragie gastrointestinali.

   Diuretici: aumento del rischio di squilibrio elettrolitico, in particolare di ipokaliemia.

5. Agonisti del GnRH :

   Estrogeni e progestinici: Possono ridurre l'efficacia degli agonisti del GnRH.

6. Bisfosfonati :

   Antiacidi: possono interferire con l'assorbimento dei bifosfonati.

   Aspirina: aumenta il rischio di irritazione gastrica.

7. Farmaci per il diabete di tipo 2 (come la metformina) :

   Contrasti a base di iodio utilizzati per la diagnostica per immagini: possono aumentare il rischio di acidosi lattica nei pazienti che assumono metformina.

8. Inibitori dell'aromatasi :
   Farmaci contenenti estrogeni: può ridurre l'efficacia degli inibitori dell'aromatasi.

È fondamentale notare che questo elenco non è affatto esaustivo. I pazienti devono sempre informare il medico di tutti i farmaci, gli integratori e i rimedi erboristici che assumono. Inoltre, la consultazione regolare di una banca dati farmacologica affidabile o di un farmacista specializzato è essenziale per gli operatori sanitari, per ridurre al minimo il rischio di interazioni farmacologiche dannose.

L'importanza dell'aderenza al trattamento.

L'aderenza al trattamento, ossia il grado in cui un paziente segue le raccomandazioni mediche relative a farmaci, dieta o altre modifiche dello stile di vita, è un elemento fondamentale del successo terapeutico. Una buona aderenza ottimizza l'efficacia del trattamento, migliora i risultati del paziente e riduce i costi sanitari. Ecco una discussione fluida sulla sua importanza:

Immagini un giardiniere che semina dei semi in un campo, sperando in un raccolto abbondante. Sa che, affinché questi semi germoglino e producano, deve annaffiarli regolarmente, proteggerli dai parassiti e fornire loro le sostanze nutritive appropriate. Se, per qualsiasi motivo, trascura queste cure, è probabile che il raccolto sia scarso. Allo stesso modo, il trattamento medico può essere visto come un seme che il medico pianta per migliorare la salute del paziente. Tuttavia, senza il supporto adeguato del paziente, questo seme potrebbe non produrre i risultati desiderati.

Ottimizzare l'efficacia del trattamento: proprio come una pianta ha bisogno di essere annaffiata regolarmente per crescere, un trattamento deve essere assunto regolarmente per funzionare correttamente. Ad esempio, l'omissione di dosi di antibiotici può non solo ridurre la loro efficacia, ma anche contribuire alla resistenza ai farmaci.

Prevenire le complicazioni: se una pianta viene lasciata incustodita, può essere invasa da parassiti o malattie. Allo stesso modo, se un paziente non segue il suo regime terapeutico, può essere esposto a complicazioni. Nel diabete, ad esempio, una scarsa aderenza può portare a complicazioni gravi come cecità, neuropatia o problemi cardiaci.

Risparmio di risorse sanitarie: un giardiniere lungimirante che si prende cura del suo giardino fin dall'inizio evita i costi e gli sforzi per affrontare i problemi in seguito. Allo stesso modo, una buona aderenza può ridurre la necessità di ricoveri ospedalieri, trattamenti costosi e altri interventi medici.

Dare potere al paziente: Un giardiniere che vede fiorire le sue piante grazie ai suoi sforzi si sente apprezzato e sicuro di sé. Un paziente che aderisce al suo trattamento e vede miglioramenti nella sua salute, si sente anche autonomo e in controllo della sua vita.

Rafforzare il rapporto medico-paziente: proprio come un giardiniere può chiedere consigli agli esperti o ad altri giardinieri, un paziente deve fidarsi del suo medico e seguire le sue raccomandazioni. Una buona aderenza rafforza questo rapporto di fiducia e apre la strada a una comunicazione più aperta.

Come per un giardino, il successo del trattamento dipende tanto dalla cura quotidiana quanto dalla qualità dei semi. La sensibilizzazione sull'importanza dell'aderenza e la fornitura degli strumenti necessari per sostenerla sono essenziali per garantire che ogni paziente abbia le migliori possibilità di vivere una vita sana.

Effetti collaterali comuni e la loro gestione.

I farmaci endocrini, come tutti i farmaci, possono avere effetti collaterali. La conoscenza di questi effetti collaterali e di come gestirli è fondamentale sia per l'operatore sanitario che per il paziente. Affrontiamo questo argomento parlando degli effetti collaterali comuni di alcuni farmaci endocrini e delle loro strategie di gestione, mantenendo uno stile fluido e integrato.

Nel viaggio che è il trattamento medico, gli effetti collaterali possono essere paragonati a delle asperità inaspettate sulla strada. Possono verificarsi in qualsiasi momento, ma con una preparazione e una risposta adeguate, spesso possono essere gestiti o attenuati.

Prendiamo ad esempio la **levotiroxina**, utilizzata per trattare l'ipotiroidismo. Se la dose è troppo alta, il paziente può manifestare i sintomi dell'ipertiroidismo, come palpitazioni, agitazione o insonnia. In questo caso, il percorso verso un trattamento di successo può richiedere una revisione della dose. Il monitoraggio regolare dei livelli di TSH (ormone stimolante la tiroide) e dei sintomi consente di perfezionare il trattamento.

Parlando di **diabete**, i farmaci ipoglicemizzanti come l'insulina possono talvolta portare all'ipoglicemia, una situazione paragonabile a una curva improvvisa e inaspettata della strada. La gestione immediata prevede il consumo di carboidrati veloci, come succhi di frutta zuccherati o dolci. Per evitare episodi futuri, sarebbe essenziale rivedere la dieta e l'esercizio fisico, ed eventualmente modificare la dose dei farmaci.

I corticosteroidi, potenti farmaci antinfiammatori, possono sembrare un'autostrada ad alta velocità per trattare l'infiammazione e le reazioni autoimmuni. Tuttavia, questa strada ha i suoi pedaggi sotto forma di effetti collaterali come aumento di peso, osteoporosi e insonnia. Per gestire questi effetti, spesso si raccomanda di assumere il farmaco al mattino, di adottare una dieta ricca di calcio e vitamina D e di monitorare regolarmente la densità ossea.

Infine, i farmaci per l'osteoporosi, come i **bifosfonati**, presentano una serie di ostacoli. Possono causare problemi gastrointestinali o, raramente, osteonecrosi della mascella. Una strategia per evitare questi problemi potrebbe essere quella di assumere il farmaco a stomaco vuoto, rimanere in piedi per 30 minuti dopo l'assunzione e praticare una buona igiene dentale.

La chiave di questo viaggio terapeutico è una comunicazione aperta tra il paziente e l'operatore sanitario. Conoscere il percorso, anticipare le curve e avere un piano per ogni ostacolo significa che il viaggio può proseguire in sicurezza e raggiungere la destinazione desiderata: una salute migliore.

Capitolo 15

APPROCCIO OLISTICO IN ENDOCRINOLOGIA

L'importanza dell'equilibrio tra corpo, mente e anima.

L'armonia tra corpo, mente e anima è spesso vista come un ideale di benessere completo. Questa trinità interconnessa modella la nostra esperienza di vita, la nostra risposta alle sfide e la nostra ricerca di significato. Immergiamoci insieme in una riflessione fluida sull'importanza di questo equilibrio.

Immaginiamo uno strumento musicale, come un violino. Il corpo dello strumento, fatto di legno intagliato, potrebbe essere paragonato al nostro corpo fisico, offrendo struttura e forma. Le melodie che produce evocano la nostra mente, con i suoi pensieri, le sue emozioni e la sua coscienza. La passione e l'intenzione dietro ogni nota suonata incarnano l'anima, quella scintilla intangibile che dà profondità e significato alla nostra esistenza.

Il corpo: come il violino, il nostro corpo ha bisogno di manutenzione. Ha bisogno di un'alimentazione adeguata, di esercizio fisico e di riposo per funzionare in modo ottimale. Quando è ben mantenuto, diventa uno strumento preciso e reattivo, capace di trasformare le nostre intenzioni in azioni e i nostri pensieri in realtà.

Mente: Le melodie suonate al violino possono evocare una varietà di emozioni, proprio come la nostra mente naviga attraverso una gamma di pensieri e sentimenti ogni giorno. La salute mentale è importante quanto la salute fisica. Una mente sana ci permette di interpretare il mondo che ci circonda, di prendere decisioni ponderate e di costruire relazioni significative.

L'anima: è l'energia che guida il violinista, la passione che dà vita alla musica. Allo stesso modo, la nostra anima è quella parte interiore che cerca un significato, anela alla connessione e guida la nostra bussola morale. Nutre il nostro senso di identità, il nostro desiderio di appartenenza e la nostra ricerca di uno scopo più grande.

Quando questi tre elementi sono in armonia, l'individuo si sente completo, equilibrato e allineato. Tuttavia, proprio come un violino può stonare, possono sorgere squilibri tra il nostro corpo, la nostra mente e la nostra anima. Ignorare uno di questi aspetti può portare a sentimenti di disagio, frustrazione o vuoto.

Riconoscere l'importanza di questo equilibrio è il primo passo verso il benessere olistico. Ciò implica ascoltare le esigenze del suo corpo, nutrire la sua mente con pensieri positivi e connettersi con la sua anima attraverso pratiche spirituali, meditazione o creatività.

In campo medico, l'importanza di questo equilibrio è sempre più riconosciuta. Gli approcci olistici, che integrano la cura del corpo, della mente e dell'anima, offrono una prospettiva più completa sulla salute e sul benessere.
Quindi, come il violinista che, con passione e pratica, cerca di padroneggiare ogni nota, ognuno di noi è invitato a cercare questo equilibrio, a perfezionare la propria armonia interiore e a suonare la melodia unica e preziosa della propria vita.

Tecniche complementari: meditazione, yoga, agopuntura.

La costante evoluzione della medicina moderna ha evidenziato l'importanza delle terapie complementari e alternative. Tra queste, la meditazione, lo yoga e l'agopuntura hanno ottenuto un particolare riconoscimento per la loro capacità di promuovere il benessere generale.

Integriamo queste tre pratiche in un'esplorazione fluida e coerente dei loro benefici.

Pensi alla salute e al benessere come a un vasto paesaggio. Al centro di questo paesaggio c'è un fiume sereno, che simboleggia il nostro equilibrio interiore. Questo fiume è alimentato da tre affluenti essenziali: meditazione, yoga e agopuntura.

1. Meditazione :
È come una sorgente di acqua pura che scorre nel nostro fiume interiore. Dedicandosi alla meditazione, l'individuo si rifocalizza, trovando un momento di pace nel trambusto quotidiano. La meditazione aiuta a liberare la mente, a gestire lo stress e a rafforzare la consapevolezza di sé. La pratica regolare può ridurre l'ansia, migliorare la concentrazione e coltivare un profondo senso di pace interiore.

2. Yoga :
Può essere paragonata a una corrente vitalizzante, che stimola il flusso del fiume. È una pratica antica che unisce corpo e mente attraverso una serie di posture, tecniche di respirazione e meditazioni. Lo yoga rafforza il corpo, migliora la flessibilità e favorisce un rilassamento profondo. Armonizzando il respiro con il movimento, lo yoga invita alla presenza consapevole, rafforzando il legame tra il fisico e il mentale.

3. Agopuntura :
Pensi a questa pratica come a un affluente che corregge il corso del fiume, sbloccando gli ostacoli e ripristinando il flusso naturale. Basata sulla medicina tradizionale cinese, l'agopuntura prevede l'inserimento di aghi sottili in punti specifici del corpo. Questi punti sono considerati centri energetici e la loro stimolazione mira a riequilibrare il flusso di energia, o 'Qi', nel corpo. L'agopuntura è nota per

alleviare il dolore, ridurre lo stress e trattare una serie di condizioni, dai disturbi digestivi all'emicrania.

Proprio come i tre affluenti nutrono e arricchiscono il fiume, la meditazione, lo yoga e l'agopuntura si completano a vicenda, offrendo un approccio olistico al benessere. Incorporando queste tecniche nella nostra routine, possiamo non solo trattare disturbi specifici, ma anche costruire la resilienza, migliorare l'equilibrio emotivo e coltivare una profonda connessione con il nostro io interiore.

In un mondo spesso caratterizzato da stress e fretta, queste pratiche ci ricordano l'importanza di fermarsi, ascoltare e prendersi cura di noi stessi, guidando le persone verso un'armonia più profonda con se stesse e con il mondo circostante.

L'importanza di un incentrato sul paziente.

Al centro della medicina moderna si trova una trasformazione cruciale: il passaggio dalla medicina centrata sulla malattia alla medicina centrata sul paziente. Questo approccio individualizzato riconosce ogni paziente come un'entità unica, con le proprie esperienze, valori ed esigenze. Vediamo insieme, in stile fluido, l'importanza di questo approccio centrato sul paziente.

Immagini uno studio d'arte in cui ogni tela viene trattata allo stesso modo, indipendentemente dal soggetto, dal colore o dallo stile. Anche se ogni opera riceverebbe la stessa attenzione, il risultato non renderebbe giustizia all'unicità di ogni creazione. Allo stesso modo, trattare ogni paziente secondo un modello unico, senza considerare la sua individualità, significa trascurare il quadro unico della sua vita.

Comprensione olistica: un approccio centrato sul paziente cerca di comprendere l'intero quadro - non solo i sintomi clinici, ma anche le emozioni, le convinzioni, la storia e le aspirazioni del paziente. È come riconoscere ogni sfumatura e dettaglio di un'opera d'arte.

Partnership terapeutica: invece di vedere il rapporto medico-paziente come una semplice trasmissione di informazioni, diventa una vera e propria partnership. Come due artisti che lavorano insieme su una tela, medico e paziente lavorano fianco a fianco per co-creare il miglior percorso verso la salute.

Autonomia del paziente: Valorizzare la competenza del paziente nella sua vita è essenziale. È come dare agli artisti il potere di scegliere i colori e le tecniche. Incorporare le preferenze e i valori del paziente nel piano di trattamento favorisce una maggiore adesione e soddisfazione.

Comunicazione efficace: l'ascolto attento e la comunicazione aperta sono al centro di questo approccio. Proprio come un critico d'arte cerca di comprendere la visione dell'artista, il medico si sforza di capire la prospettiva del paziente.

Supporto emotivo: riconoscere e rispondere alle esigenze emotive dei pazienti è importante quanto trattare i loro sintomi fisici. È come prendersi cura dell'anima di un'opera d'arte, non solo della sua superficie.

Processo decisionale condiviso: In questa collaborazione, il medico offre la sua esperienza medica, mentre il paziente contribuisce con la sua conoscenza intima del proprio corpo e della propria vita. Insieme, prendono decisioni informate e concordate.

Mettendo il paziente al centro, la medicina riconosce che dietro ogni diagnosi si nasconde una storia, una personalità e un insieme unico di esperienze. È un invito a vedere oltre i sintomi, ad ascoltare con empatia e ad abbracciare l'arte delicata e profondamente umana della guarigione. In definitiva, un approccio incentrato sul paziente rende la medicina non solo una scienza, ma un'arte.

Lavorare con professionisti alternativi o complementari.

La salute e il benessere sono come una vasta orchestra in cui ogni strumento, sebbene distinto, contribuisce alla sinfonia complessiva. Allo stesso modo, la collaborazione tra gli operatori sanitari tradizionali e quelli delle terapie alternative o complementari crea una melodia olistica di assistenza. Esplori questa complessa armonia e come arricchisce il panorama medico.

Nel cuore di una sala da concerto, immagini il medico tradizionale come primo violino, che suona la melodia principale, basata su secoli di ricerca medica e di esperienza clinica. Ma intorno a lui, ci sono altri strumenti, che rappresentano terapisti alternativi o complementari, ognuno dei quali apporta una sfumatura, una profondità e talvolta anche una prospettiva totalmente nuova alla composizione.

1. Naturopati: possono essere paragonati a dei flauti, che apportano una dolcezza naturale all'insieme. Si concentrano sulla guarigione naturale, sulla prevenzione e sull'equilibrio, utilizzando rimedi come le piante medicinali, l'alimentazione e altre terapie tradizionali.

2. Chiropratici: li consideri come dei contrabbassi, che forniscono struttura e supporto. La loro esperienza si concentra sulla colonna vertebrale e sul sistema muscolo-scheletrico, aiutando ad allineare il corpo e a migliorare la funzione nervosa.

3. Agopuntori: sono come arpe, toccano punti delicati per evocare risposte profonde. Basata sulla medicina tradizionale cinese, l'agopuntura mira a bilanciare l'energia vitale del corpo, o 'Qi', stimolando punti specifici.

4. Massaggiatori: come le percussioni, utilizzano il tatto per alleviare la tensione e favorire il rilassamento. I massaggi possono migliorare la circolazione, ridurre lo stress e alleviare il dolore muscolare.

5. Praticanti di meditazione e yoga: li consideri come i venti di legno, che portano calma e concentrazione all'insieme. Promuovono la consapevolezza di sé, l'equilibrio mentale e la flessibilità corporea.

Quando questi professionisti lavorano insieme, in armonia con il medico di base, la sinfonia dell'assistenza è ricca e ricca di sfumature. Ogni terapeuta apporta le proprie competenze, ma è la loro collaborazione che consente un approccio integrato al benessere.

Il medico, in qualità di coordinatore, deve essere informato delle terapie complementari che il paziente sta ricevendo, per garantire che siano complementari e non in conflitto. I pazienti, da parte loro, devono sentirsi sicuri nel condividere le loro scelte terapeutiche e nel chiedere un consiglio equilibrato.

La bellezza di questa collaborazione è che, pur rispettando i principi fondamentali della medicina basata sull'evidenza, riconosce e integra le virtù delle terapie tradizionali, alternative e complementari, offrendo una gamma più ampia di opzioni terapeutiche.

Capitolo 16

PROBLEMI DI SALUTE GLOBALE IN ENDOCRINOLOGIA

Epidemiologia dei disturbi endocrini nel mondo.

L'epidemiologia, la scienza che studia la distribuzione, i fattori determinanti e le dinamiche delle malattie nelle popolazioni, offre una preziosa finestra sulla prevalenza e sull'incidenza dei disturbi endocrini nel mondo. Intraprendiamo un viaggio attraverso questo paesaggio medico globale, esplorando come gli squilibri ormonali colpiscono regioni e culture diverse.

Immagini la Terra vista dallo spazio, un globo luminoso con aree di luce intensa e altre più tenui. Questi punti di luce potrebbero simboleggiare le regioni in cui predominano determinati disturbi endocrini, offrendo una visione globale delle sfide e delle tendenze della salute endocrina.

1. Diabete :
Uno dei disturbi endocrini più diffusi, il diabete, è particolarmente diffuso in molte parti del mondo. In Nord America e in alcune parti del Medio Oriente, la prevalenza del diabete di tipo 2 è particolarmente elevata, soprattutto a causa di uno stile di vita sedentario, di una dieta ipercalorica e di altri fattori legati allo stile di vita. Inoltre, i Paesi in via di sviluppo, con i rapidi cambiamenti nello stile di vita e nella dieta, stanno registrando un allarmante aumento dei casi.

2. Disturbi della tiroide :
L'Europa, in particolare l'Europa centrale, è stata storicamente un'area endemica per la carenza di iodio, un elemento essenziale per la funzione tiroidea. Sebbene la situazione sia migliorata grazie alla iodazione universale del sale, i casi di gozzo e altri disturbi della tiroide persistono. In Asia, alcune regioni presentano anche tassi elevati di malattie della tiroide, compreso il cancro alla tiroide.

3. Disturbi riproduttivi :

In varie parti dell'Africa e dell'Asia, c'è un'alta prevalenza di disturbi riproduttivi come la sindrome dell'ovaio policistico (PCOS) e l'infertilità. I fattori genetici, ambientali e culturali giocano tutti un ruolo in questa epidemiologia.

4. Osteoporosi :

Le regioni con un'esposizione limitata alla luce solare, come il Nord Europa, hanno una maggiore prevalenza di osteoporosi, in parte dovuta alla mancanza di vitamina D, essenziale per la salute delle ossa.

5. Tumori endocrini :

Alcune aree geografiche, in particolare l'Asia orientale, presentano tassi più elevati di tumori specifici, come il cancro alla tiroide. Le ragioni di queste variazioni non sono sempre chiare, ma potrebbero coinvolgere fattori genetici, ambientali e alimentari.

Tornando alla nostra visione dallo spazio, è fondamentale riconoscere che questi punti luminosi di incidenza e prevalenza non sono statici. Nel corso del tempo, gli stili di vita, l'ambiente, l'accesso all'assistenza sanitaria e la consapevolezza influenzano le dinamiche di questi disturbi endocrini. Tuttavia, grazie all'epidemiologia, i ricercatori e gli operatori sanitari possono comprendere, prevenire e trattare meglio queste condizioni, lavorando instancabilmente per rendere il quadro generale della salute endocrina più luminoso per tutti.

Sfide e opportunità nei Paesi con risorse limitate.

Nei Paesi con risorse limitate, la medicina endocrina, come altre specialità mediche, si presenta come un complesso puzzle di sfide intrecciate con opportunità inaspettate. È come una strada tortuosa attraverso un terreno accidentato, dove ogni curva difficile rivela un panorama di rinnovate possibilità e speranze.

La prima grande difficoltà in queste regioni è l'accesso limitato all'assistenza sanitaria. Di fronte a sintomi allarmanti, molte persone non hanno i mezzi o la vicinanza geografica per consultare uno specialista, lasciando che i disturbi endocrini non vengano diagnosticati o trattati male. Ma in questa ombra, sta emergendo un'opportunità: quella della telemedicina. Grazie ai progressi della tecnologia, anche uno smartphone di base può fare da ponte tra un paziente isolato e uno specialista, offrendo una consulenza medica o una diagnosi preziosa.

In secondo luogo, la mancanza di attrezzature e farmaci specializzati rende difficile il trattamento dei pazienti. Senza gli strumenti giusti, la diagnosi e il trattamento dei disturbi endocrini possono essere ostacolati. Tuttavia, questo vincolo ha stimolato l'innovazione frugale e l'adattamento degli strumenti esistenti per soddisfare le esigenze locali. Ad esempio, l'utilizzo di strumenti diagnostici semplificati o la formazione di operatori sanitari comunitari per la somministrazione di cure di base.

Anche la consapevolezza e l'educazione sono sfide importanti. Miti, stigma e mancanza di informazioni possono portare a ritardi nella diagnosi o a trattamenti inappropriati. Ma anche in questo caso, c'è un'opportunità: campagne di educazione comunitaria, programmi scolastici o ambasciatori della salute locale possono illuminare le comunità sui disturbi endocrini e incoraggiare una cura tempestiva.

Le risorse finanziarie limitate spesso rendono difficile l'acquisto di farmaci o il pagamento delle visite. Tuttavia, questo ha spinto molti Paesi a esplorare modelli di finanziamento innovativi, come la microassicurazione o i partenariati pubblico-privato, per rendere l'assistenza sanitaria accessibile a tutti.

Infine, la formazione specialistica può essere scarsa, con pochi endocrinologi disponibili per una popolazione numerosa. Tuttavia, questa sfida nasconde l'opportunità di programmi di formazione a distanza, gemellaggi con istituzioni internazionali o corsi intensivi per dotare i medici di base di competenze endocrine.

Navigando su questa strada tortuosa, i Paesi con risorse limitate illustrano una lezione essenziale: la resilienza di fronte alle avversità. Ad ogni sfida incontrata, creatività, collaborazione e determinazione prendono vita, dando forma ad un futuro in cui, nonostante gli ostacoli, la salute endocrina diventi accessibile a tutti, ovunque.

Collaborazione internazionale e programmi di scambio.

I programmi di collaborazione e scambio internazionali in campo medico sono come ponti costruiti tra nazioni e culture diverse, che aprono strade per la condivisione di conoscenze, competenze e risorse. Pensi a questa collaborazione come a una grande rete intessuta di fili interconnessi, ogni filo rappresenta una nazione, un'istituzione o un individuo, che lavorano insieme per creare un'immagine globale di progresso e innovazione.

Al centro di questa rete, i programmi di scambio sono le navette che intrecciano questi fili. Consentono agli operatori sanitari, siano essi studenti, ricercatori o medici, di viaggiare da una regione all'altra, immergersi in una nuova cultura medica e portare a casa nuove prospettive e competenze arricchite.

Uno dei vantaggi più evidenti di questi scambi è il trasferimento di conoscenze. Un endocrinologo di un Paese sviluppato, ad esempio, può condividere i recenti progressi nella diagnosi o nel trattamento dei disturbi endocrini con le sue controparti in un Paese in via di sviluppo. Al contrario, lo stesso endocrinologo potrebbe conoscere gli approcci tradizionali o i metodi innovativi di gestione della malattia adattati alle risorse limitate.

Ma oltre a condividere le conoscenze, questi scambi coltivano anche una profonda comprensione culturale. Ogni sistema sanitario riflette i valori, le credenze e le tradizioni della sua società. Immergendosi in un ambiente medico diverso, gli operatori sanitari acquisiscono la sensibilità culturale che è essenziale per una medicina veramente centrata sul paziente in un mondo globalizzato.

Questi programmi stimolano anche la ricerca collaborativa. Di fronte a sfide mediche globali come la pandemia COVID-19 e l'aumento del diabete, la collaborazione internazionale è essenziale per unire gli sforzi, condividere i dati e accelerare le scoperte.
La collaborazione internazionale costruisce anche le capacità. Grazie alle partnership istituzionali, gli ospedali e le università possono beneficiare di attrezzature, formazione o risorse, migliorando così la qualità e l'efficienza dell'assistenza.

Infine, per i professionisti all'inizio della loro carriera, questi scambi offrono un'opportunità preziosa per fare rete, stabilire contatti con mentori o colleghi all'estero e gettare le basi per collaborazioni future.
Dia un'altra occhiata a questa rete, dove ogni filo intrecciato rafforza l'immagine complessiva. Le collaborazioni internazionali e i programmi di scambio, con le loro molteplici interazioni, arricchiscono il panorama medico, costruendo una comunità globale dove il sostegno

reciproco, l'innovazione e la comprensione portano a una salute migliore per tutti.

L'endocrinologia di fronte alle crisi globali: le pandemie, il cambiamento climatico.

Di fronte alla crescente portata delle crisi globali come le pandemie e il cambiamento climatico, l'endocrinologia, come altri campi medici, si trova a un bivio di adattamento, innovazione e riflessione. Immaginiamo questa specialità medica come un faro nel bel mezzo di una tempesta, che cerca di guidare i pazienti endocrini attraverso acque turbolente, adattando il suo raggio alle nuove sfide.

Pandemie :
L'improvvisa comparsa di malattie infettive globali, come la COVID-19, ha ramificazioni dirette e indirette per l'endocrinologia. Direttamente, è stato osservato che i pazienti con disturbi endocrini, in particolare il diabete, possono essere più vulnerabili alle forme gravi di queste malattie. Questo ha portato a un esame approfondito di come gli squilibri ormonali possano interagire con gli agenti infettivi e influenzare l'esito della malattia. Indirettamente, i confinamenti e le interruzioni del sistema sanitario hanno posto delle sfide per la gestione continua dei disturbi endocrini, dal monitoraggio regolare agli interventi chirurgici.

Cambiamento climatico :
Questi sconvolgimenti globali hanno una moltitudine di effetti sulla salute, compresa la funzione endocrina. L'aumento delle temperature, ad esempio, può influire sulla termoregolazione nei pazienti che soffrono di alcuni disturbi endocrini. Più in generale, gli eventi meteorologici estremi possono interrompere la produzione e la distribuzione di

farmaci essenziali come l'insulina. Inoltre, la contaminazione ambientale derivante dal cambiamento climatico può introdurre interferenti endocrini nella catena alimentare, influenzando la funzione ormonale degli individui.

Ma al di là delle sfide, queste crisi offrono anche un'opportunità unica di reinvenzione. Di fronte alla pandemia, l'endocrinologia ha abbracciato la telemedicina, offrendo consultazioni a distanza, follow-up virtuali ed educazione terapeutica online. Questo non solo ha garantito la continuità dell'assistenza in tempi di crisi, ma ha anche aperto la strada a modelli di assistenza più flessibili e accessibili in futuro.

Il cambiamento climatico, nel frattempo, è stato un catalizzatore per pensare alla sostenibilità in medicina. Le pratiche più ecologiche nei laboratori endocrini, la riduzione dell'uso della plastica nei dispositivi medici e la maggiore consapevolezza degli interferenti endocrini sono tutti passi verso un'endocrinologia più rispettosa dell'ambiente.

Navigando in queste acque tumultuose, l'endocrinologia, armata di scienza, innovazione e resilienza, continua a illuminare la strada per i suoi pazienti, forgiando al contempo il proprio percorso per affrontare le sfide di un mondo in continua evoluzione.

Capitolo 17

SALUTE DIGITALE ED ENDOCRINOLOGIA

Applicazioni mobili per il monitoraggio e l'educazione del paziente.

Nell'era digitale, le app mobili hanno rivoluzionato il modo in cui i pazienti gestiscono le loro condizioni di salute e si informano sulle loro malattie. Si pensi a queste app come ad assistenti personali sempre a portata di mano, che offrono consigli, promemoria e informazioni in tempo reale. Nel campo dell'endocrinologia, questi strumenti tecnologici hanno aggiunto un valore considerevole, trasformando il rapporto paziente-caregiver e facilitando l'autogestione delle patologie endocrine.

- Monitoraggio dei parametri :
  - Le app dedicate consentono ai pazienti diabetici di tenere traccia dei livelli di zucchero nel sangue, di registrare l'assunzione di insulina o di farmaci e di monitorare la dieta e l'attività fisica. Allo stesso modo, per chi gestisce le condizioni della tiroide, le app possono aiutare a registrare i sintomi, i dosaggi dei farmaci e i risultati degli esami.
- Promemoria per i farmaci :
  - L'aderenza al trattamento è fondamentale nella gestione dei disturbi endocrini. Applicazioni appositamente progettate possono inviare ai pazienti promemoria per l'assunzione puntuale dei farmaci, garantendo un'efficacia terapeutica ottimale.
- Istruzione e informazione :
  - L'accesso a informazioni affidabili è una pietra miliare dell'autogestione. Le applicazioni possono offrire moduli educativi, video, articoli e altre risorse per aiutare i pazienti a comprendere meglio la loro condizione e le migliori pratiche di gestione.

Connettività con gli operatori sanitari:
Alcune applicazioni offrono funzioni di telemedicina, consentendo ai pazienti di consultare il proprio endocrinologo o un'équipe medica via chat, chiamata o video. Questo facilita l'accesso alle cure, in particolare per coloro che vivono in aree remote.

Comunità e supporto :
Le applicazioni possono anche offrire forum o gruppi di discussione in cui i pazienti possono condividere le loro esperienze, porre domande e trovare il sostegno di altre persone in situazioni simili.

Integrazione con altri sistemi:
Con l'evoluzione della tecnologia indossabile, come gli smartwatch o i monitor continui del glucosio, le applicazioni possono sincronizzarsi con questi dispositivi per raccogliere dati in tempo reale, offrendo una visione completa e istantanea dello stato di salute del paziente.

Giochi educativi per bambini:
Per i pazienti giovani, in particolare quelli con diabete di tipo 1, sono state sviluppate applicazioni di edutainment per insegnare l'autogestione della malattia attraverso giochi e attività interattive.

Mentre il mondo medico continua ad evolversi verso un approccio più incentrato sul paziente, le applicazioni mobili si stanno posizionando come strumenti potenti per consentire alle persone di gestire la propria salute. Incarnano l'intersezione tra tecnologia e assistenza, promettendo un futuro in cui informazioni, assistenza e gestione della malattia sono letteralmente a portata di mano.

Utilizzo di oggetti connessi (wearables) per il monitoraggio in tempo reale.

All'alba di una nuova era della medicina, gli oggetti connessi, spesso definiti 'wearables', incarnano la fusione tra tecnologia e assistenza sanitaria, trasformando il panorama medico in un quadro dinamico di monitoraggio in tempo reale. Immagini di indossare un braccialetto o un altro gadget che non solo indica l'ora o conta i passi, ma monitora anche i parametri vitali, rilevando le anomalie prima ancora di avvertire il minimo sintomo. Questa è la promessa dei wearable in endocrinologia e non solo.

1. Monitoraggio del glucosio :
Uno degli esempi più rivoluzionari in endocrinologia è il monitor continuo del glucosio (CGM). Questi dispositivi, indossati sulla superficie della pelle, misurano i livelli di glucosio nel liquido interstiziale in tempo reale. Per i diabetici, ciò significa la possibilità di monitorare i loro livelli senza frequenti prelievi di sangue, ricevendo avvisi per l'imminente iperglicemia o ipoglicemia.

2. Gestione della terapia insulinica:
In combinazione con i GCM, le pompe di insulina possono essere regolate in tempo reale in base alle letture del glucosio, consentendo una somministrazione di insulina più precisa e personalizzata.

3. Monitoraggio dell'attività fisica :
Gli orologi e i braccialetti fitness connessi tracciano l'attività fisica, la frequenza cardiaca, la qualità del sonno e altri parametri. Questi dati possono aiutare i pazienti con disturbi endocrini a regolare la gestione della malattia, in particolare per quanto riguarda **l'impatto dell'esercizio fisico sul metabolismo.**

4. Supporto per la perdita di peso:
Per i pazienti con disturbi metabolici o endocrini associati all'obesità, gli indossabili possono tracciare l'assunzione di calorie, l'esercizio fisico e persino i modelli di sonno,

fornendo una visione olistica dei fattori che influenzano l'aumento di peso.

5. Monitoraggio dello stress:

Alcuni dispositivi possono misurare i marcatori fisiologici dello stress, come la variabilità della frequenza cardiaca. Questo è particolarmente utile per i pazienti i cui squilibri ormonali possono essere esacerbati dallo stress cronico.

6. Promemoria e notifiche :

Integrati con le applicazioni sanitarie, gli indossabili possono ricordare ai pazienti di prendere i farmaci, di controllare i livelli ormonali o di eseguire altri compiti essenziali per la gestione della loro **condizione.**

7. Archiviazione e condivisione dei dati:

Gli oggetti connessi possono memorizzare i dati a lungo termine, consentendo ai pazienti e agli operatori sanitari di esaminare le tendenze, identificare i fattori scatenanti o modificare il trattamento di conseguenza.

Sebbene la promessa dei wearable sia innegabile, è anche essenziale navigare con cautela, garantendo la sicurezza dei dati, l'accuratezza dei dispositivi e il potenziale di sovraccarico di informazioni. Tuttavia, in un mondo in cui la tecnologia e la salute sono sempre più intrecciate, gli oggetti connessi stanno tracciando una rotta verso un futuro in cui la gestione dei disturbi endocrini è proattiva, personalizzata e pienamente informata.

Le piattaforme gestione dei dati del paziente.

Nel panorama medico odierno, i dati giocano un ruolo essenziale, in quanto fungono da base per un'assistenza sanitaria di alta qualità, accurata e incentrata sul paziente. Le piattaforme di gestione dei dati del paziente sono come vaste biblioteche digitali, che ospitano volumi di informazioni cliniche, offrendo agli operatori sanitari un accesso istantaneo e integrato alla storia medica di un paziente. In questa esplorazione, ci immergiamo nel mondo delle piattaforme di gestione dei dati e scopriamo come stanno plasmando il futuro della medicina.

1. Cartelle cliniche elettroniche (EMR) :
Il cuore di qualsiasi piattaforma di gestione dei dati è l'EMR. Si tratta di un registro digitale completo dell'anamnesi del paziente, dei farmaci, delle allergie, dei risultati di laboratorio, delle immagini radiografiche e molto altro ancora. Gli EMR non solo facilitano l'archiviazione e l'accesso ai dati, ma consentono anche di coordinare le cure tra diversi specialisti o istituzioni.

2. Portali per i pazienti:
Queste piattaforme online offrono ai pazienti un accesso diretto alle loro informazioni mediche, consentendo loro di consultare i risultati, prenotare appuntamenti, rinnovare le prescrizioni o comunicare direttamente con il loro team medico.

3. Piattaforme di analisi dei dati:
Oltre alla semplice archiviazione dei dati, alcune piattaforme utilizzano algoritmi avanzati per analizzare e interpretare le informazioni, identificando tendenze, anomalie o addirittura prevedendo i rischi per il paziente, aiutando gli operatori sanitari a prendere decisioni informate.

4. Integrazione intersistemica :
Per garantire la continuità delle cure, molte piattaforme consentono l'integrazione tra diversi sistemi o istituzioni, assicurando che i dati del paziente siano accessibili sia che venga visitato in una clinica locale che in un grande ospedale universitario.

5. Sicurezza e riservatezza :
Con gli attacchi informatici e le preoccupazioni per la privacy in aumento, le piattaforme di gestione dei dati si stanno concentrando sulla sicurezza, utilizzando protocolli di crittografia avanzati, autenticazione a due fattori e altre misure per proteggere le informazioni sensibili.

6. Interoperabilità :
In un mondo di tecnologia in rapida evoluzione, l'interoperabilità - la capacità dei sistemi di comunicare tra loro - è essenziale. Le piattaforme moderne sono progettate per essere compatibili con una varietà di strumenti, applicazioni e dispositivi, dal monitor del glucosio del paziente alla diagnostica per immagini di ultima generazione.

7. Intelligenza artificiale e apprendimento automatico:
Alcune piattaforme incorporano l'intelligenza artificiale (AI) per analizzare i dati, offrendo diagnosi potenziali, suggerimenti di trattamento o persino identificando i pazienti a rischio di determinate complicazioni.

Con la crescita esponenziale del volume di informazioni mediche, le piattaforme di gestione dei dati dei pazienti si stanno posizionando come custodi di questa preziosa risorsa. Stanno trasformando montagne di dati in informazioni attuabili, guidando le decisioni cliniche e dando forma a un'era della medicina in cui ogni decisione è sostenuta da una comprensione completa e integrata della storia unica di ogni paziente.

L'importanza della sicurezza informatica nella salute.

In un mondo interconnesso, dove la tecnologia è profondamente integrata in quasi tutti gli aspetti della nostra vita quotidiana, la sicurezza informatica nell'assistenza sanitaria è diventata una preoccupazione cruciale. Immaginiamo un ospedale come una fortezza, che protegge non solo i pazienti fisicamente, ma anche i loro preziosi dati digitali. Tuttavia, con il progresso della medicina e l'adozione di nuove tecnologie, si aprono anche le porte a potenziali vulnerabilità.

1. Protezione dei dati sensibili:
Le cartelle cliniche contengono una grande quantità di informazioni sensibili, che vanno dall'anamnesi ai dati finanziari. Una violazione della sicurezza può mettere a rischio questi dati, con conseguenze devastanti per i pazienti. Una singola violazione dei dati può causare furti di identità, frodi o estorsioni.

2. Integrità dei sistemi medici:
Oltre alle cartelle cliniche, molti ospedali e cliniche sono dotati di dispositivi medici connessi. Una violazione della sicurezza di questi dispositivi potrebbe interromperne il funzionamento o addirittura renderli inutilizzabili, mettendo a rischio la vita dei pazienti.

3. Continuità delle cure:
Gli attacchi informatici, come il ransomware, possono paralizzare i sistemi di una struttura sanitaria, ritardando o interrompendo le cure critiche, gli interventi chirurgici programmati o l'accesso ai farmaci essenziali.

4. Riservatezza :
Il rispetto della privacy è un diritto fondamentale dei pazienti. Una violazione della sicurezza informatica potrebbe esporre dettagli intimi della vita di un paziente, creando situazioni imbarazzanti e persino traumatiche.

5. Conformità normativa :
Molti Paesi hanno introdotto norme severe sulla protezione dei dati sanitari. Le violazioni di queste norme possono comportare sanzioni severe, multe sostanziali e una perdita di fiducia da parte dei pazienti e del pubblico.

6. Ricerca e sviluppo :
I dati medici sono essenziali per la ricerca e lo sviluppo. Una violazione potrebbe compromettere gli studi in corso, rallentare lo sviluppo di nuovi trattamenti o farmaci e mettere a rischio le collaborazioni di ricerca.

L'importanza della sicurezza informatica nella sanità è quindi innegabile. Per ogni progresso tecnologico, è essenziale avere una strategia di sicurezza corrispondente. Ciò richiede investimenti in infrastrutture sicure, formazione regolare del personale e monitoraggio costante delle minacce emergenti.

Mentre l'assistenza sanitaria abbraccia l'era digitale, la cybersecurity non deve essere vista come un ripensamento, ma come una componente intrinseca della medicina moderna. È lo scudo che protegge l'integrità, la riservatezza e la disponibilità dei dati, assicurando che la tecnologia medica rimanga uno strumento di cura, non una vulnerabilità.

Capitolo 18

PREVENZIONE IN ENDOCRINOLOGIA

Promuovere stili di vita sani.

Promuovere abitudini di vita sane è come il mormorio costante di una dolce melodia, che ci ricorda l'importanza di prenderci cura del nostro corpo, della nostra mente e della nostra anima. In un mondo moderno in cui siamo assediati da richieste continue, stili di vita frenetici e tentazioni dietro ogni angolo, è ancora più vitale sostenere un ritorno ai fondamenti della salute.

1. Una dieta equilibrata:
Pensi al nostro corpo come a una macchina complessa che ha bisogno del giusto carburante per funzionare al meglio. Una dieta ricca di frutta, verdura, cereali integrali, proteine magre e acidi grassi essenziali è fondamentale. Evitare gli zuccheri raffinati, i grassi saturi e gli alimenti ultra-lavorati è altrettanto fondamentale per mantenere un equilibrio interiore.

2. Attività fisica regolare:
Come una danza ritmica, l'attività fisica è il modo in cui il nostro corpo esprime la sua energia, rafforza la sua resistenza e armonizza le sue funzioni. Che si tratti di camminare, correre, nuotare, fare yoga o qualsiasi altro sport, il movimento è la chiave per mantenere una salute ottimale.

3. Riposo e sonno :
Come la calma rilassante di una notte stellata, il sonno ci offre la possibilità di rigenerarci, guarire e sognare. Un sonno di qualità rafforza il nostro sistema immunitario, migliora il nostro umore e aumenta la nostra energia.

4. Gestione dello stress :
Come un giardino tranquillo nel mezzo di una città affollata, tecniche come la meditazione, la mindfulness e il rilassamento profondo possono aiutarci a navigare nelle

tempeste della vita, a trovare il nostro centro e a bilanciare le nostre emozioni.

5. Relazioni sane :
Gli esseri umani sono, per natura, creature sociali. Coltivare relazioni positive, amicizie profonde e legami familiari forti è essenziale per il nostro benessere emotivo e psicologico.

6. Evitare le sostanze nocive:
Proprio come un fiume purificato è più benefico dell'acqua inquinata, evitare o limitare il consumo di alcol, tabacco e altre droghe protegge il nostro corpo da danni potenzialmente irreversibili.

7. Formazione continua :
Il cervello, curioso e affamato di conoscenza, prospera grazie all'apprendimento continuo. Che si tratti di leggere, seguire lezioni o imparare una nuova arte, nutrire la nostra mente rafforza la nostra salute cognitiva.

8. Controlli medici regolari:
Come un architetto che ispeziona l'integrità di una struttura, i check-up medici possono rilevare le anomalie prima che diventino problematiche, garantendo un intervento precoce e una migliore gestione.

Promuovere abitudini di vita sane è molto più di un semplice elenco di raccomandazioni. È una filosofia, un invito a rispettare, custodire e celebrare il nostro corpo e la nostra mente, coltivando rituali quotidiani che ci elevano, ci nutrono e ci trasformano.

Vaccinazione e prevenzione malattie endocrine.

La vaccinazione è uno degli interventi medici più efficaci per prevenire le malattie infettive. Sebbene le malattie endocrine non siano essenzialmente malattie infettive e non possano quindi essere 'prevenute' dalla vaccinazione in senso tradizionale, alcune infezioni possono avere un impatto sul sistema endocrino o scatenare disturbi endocrini. Vediamo questo aspetto nel contesto più ampio della prevenzione.

1. Vaccinazione e prevenzione diretta dei disturbi endocrini :

   Virus della parotite: La parotite, sebbene sia principalmente associata all'infiammazione delle ghiandole salivari, può anche portare all'orchite (infiammazione dei testicoli) che, in rari casi, può provocare un'insufficienza testicolare.

   Virus della rosolia: se una donna contrae la rosolia durante la gravidanza, può influire sullo sviluppo del feto, compreso il sistema endocrino.

2. Prevenzione delle condizioni che possono coesistere con le malattie endocrine:

   Le persone con diabete hanno un rischio maggiore di complicazioni se contraggono alcune malattie infettive. La vaccinazione contro l'influenza, la polmonite e l'epatite B è quindi spesso raccomandata ai diabetici per prevenire queste infezioni e le loro potenziali complicazioni.

3. Prevenzione delle malattie autoimmuni endocrine:

   Sebbene la causa esatta della maggior parte delle malattie autoimmuni endocrine non sia ancora del tutto chiara, è noto che le infezioni possono scatenare reazioni autoimmuni in alcuni individui. In questo contesto, la prevenzione delle infezioni attraverso la vaccinazione potrebbe ridurre il rischio di sviluppare malattie autoimmuni, comprese quelle che colpiscono il sistema endocrino, come la tiroidite di Hashimoto.

4. Impatto a lungo termine delle infezioni:

Alcune infezioni possono avere ripercussioni a lungo termine sul sistema endocrino. Per esempio, alcuni studi suggeriscono che le infezioni virali durante la gravidanza possono aumentare il rischio di diabete di tipo 1 nel bambino. Sebbene la ricerca sia in corso, ciò sottolinea l'importanza della vaccinazione e della prevenzione delle infezioni durante questo periodo cruciale.

È anche importante notare che i farmaci utilizzati per trattare alcune infezioni possono interagire con il sistema endocrino o con i farmaci utilizzati per trattare i disturbi endocrini. In questi casi, prevenire le infezioni attraverso la vaccinazione può anche aiutare a prevenire complicazioni indesiderate o interazioni farmacologiche.

Sebbene la vaccinazione non sia direttamente finalizzata alla prevenzione delle malattie endocrine, svolge un ruolo fondamentale nella prevenzione delle infezioni che possono influenzare il sistema endocrino o colpire le persone affette da malattie endocrine. Come per tutte le decisioni mediche, è essenziale consultare un professionista sanitario per ricevere raccomandazioni specifiche per ogni individuo.

Il ruolo educativo dell'infermiera della prevenzione.

Gli infermieri, all'incrocio tra assistenza medica e benessere del paziente, svolgono un ruolo chiave nella prevenzione delle malattie e nella promozione di uno stile di vita sano. Il loro ruolo educativo non si limita alla sola trasmissione di informazioni, ma comprende anche il supporto, la consulenza e la guida per aiutare i pazienti ad adottare e mantenere comportamenti salutari.

1. Educazione sulla malattia:
L'infermiera fornisce informazioni dettagliate sulle condizioni mediche, le loro cause, i sintomi, i trattamenti e le potenziali complicazioni. Ad esempio, per un paziente diabetico, l'infermiera spiegherà la natura del diabete, le variazioni dei livelli di zucchero nel sangue e l'importanza del monitoraggio.

2. Capacità di autogestione:
L'infermiera insegna ai pazienti come gestire la loro malattia quotidianamente, come ad esempio l'automonitoraggio della pressione sanguigna, l'iniezione di insulina o il riconoscimento dei segni di un attacco d'asma.

3. Consigli sullo stile di vita:
Questo include consigli sull'alimentazione, l'esercizio fisico, il sonno e la gestione dello stress. Per esempio, consigliare a un paziente obeso l'importanza di una dieta equilibrata e di un'attività fisica regolare.

4. Prevenzione delle complicazioni:
Per i pazienti con malattie croniche, l'infermiera si concentrerà sulla prevenzione delle complicazioni. Questo può includere l'importanza di assumere regolarmente i farmaci o di seguire una dieta specifica.

5. Risorse e guida:
Gli infermieri possono indirizzare i pazienti verso ulteriori risorse, come gruppi di sostegno, dietologi o terapisti.

6. Vaccinazioni e profilassi :
Educare i pazienti sull'importanza delle vaccinazioni per prevenire le malattie, o delle misure profilattiche per situazioni specifiche, come la prevenzione della malaria quando si viaggia in aree ad alto rischio.

7. Sicurezza e prevenzione degli infortuni:
Questo può andare dalla prevenzione delle cadute negli anziani all'educazione alla sicurezza dei farmaci, per evitare overdose accidentali.

8. Promuovere un comportamento sano:
Oltre a gestire la malattia, gli infermieri promuovono anche comportamenti sani, come smettere di fumare, consumare alcol in modo moderato e fare esercizio fisico regolare.

9. Educazione alla salute riproduttiva :
Fornisce informazioni sulla contraccezione, sulla salute durante la gravidanza, sulla prevenzione delle IST e sui test di screening come la mammografia.

10. Supporto emotivo e psicologico:
Riconoscere i segnali di disagio emotivo o psicologico e offrire supporto, risorse o indicazioni adeguate.

La ricchezza del ruolo educativo degli infermieri risiede nella loro capacità di adattare gli interventi a ciascun paziente, tenendo conto del contesto individuale, della cultura, del livello di istruzione e delle esigenze specifiche. Questo ruolo va oltre la semplice trasmissione di informazioni per diventare una vera e propria partnership con il paziente nel suo percorso sanitario.

Collaborazione con altri professionisti della salute sulla prevenzione.

La prevenzione delle malattie e la promozione della salute sono missioni che trascendono i confini professionali nel mondo medico. Infatti, la collaborazione interprofessionale è essenziale se vogliamo offrire un'assistenza olistica e completa ai pazienti. Immaginiamo questa collaborazione come una sinfonia in cui ogni professionista suona il proprio strumento, ma tutti lavorano insieme per creare una melodia armoniosa.

1. Medici di base e specialisti :
Spesso fanno la diagnosi iniziale e creano un piano di trattamento. Svolgono anche un ruolo fondamentale nel coordinamento delle cure, indirizzando i pazienti ad altri specialisti o terapisti, se necessario.

2. Farmacisti :
Consigliano i pazienti sull'uso corretto dei farmaci, sulle interazioni farmacologiche, sugli effetti collaterali e sull'importanza dell'aderenza al trattamento. I farmacisti possono anche offrire screening sanitari e vaccinazioni.

3. Dietisti/nutrizionisti :
Questi esperti offrono consigli sull'alimentazione e la nutrizione, aiutando i pazienti a gestire le malattie legate all'alimentazione, a perdere peso o ad adottare una dieta specializzata.

4. Fisioterapisti :
Lavorano sulla riabilitazione fisica, aiutando i pazienti a recuperare da un intervento chirurgico o da un infortunio, o a gestire condizioni croniche come l'artrite.

5. Psicologi/psichiatri :
La salute mentale è intrinsecamente legata alla salute fisica. Questi professionisti aiutano i pazienti a gestire lo stress, la depressione, l'ansia o altri problemi emotivi o mentali.

6. Infermiera della salute pubblica :
Svolgono un ruolo chiave nella prevenzione, nella promozione della salute e nell'educazione. Possono organizzare campagne di vaccinazione, test di screening o seminari educativi.

7. Assistenti sociali :
Supportano i pazienti in aree non mediche, come l'accesso alle cure, la risoluzione di problemi socio-economici o il collegamento con altri servizi della comunità.

8. Educatori sanitari :
Questi specialisti si concentrano sulla prevenzione e sull'educazione, fornendo informazioni e risorse su temi come la salute sessuale, la prevenzione del fumo e la gestione delle malattie croniche.

9. Professionisti dell'attività fisica :
Come i chinesiologi o gli allenatori sportivi, aiutano i pazienti ad adottare e mantenere uno stile di vita attivo, adattando i programmi di esercizio alle esigenze individuali.

10. Logopedisti e audiologi:
Lavorano rispettivamente sui disturbi del linguaggio e dell'udito, svolgendo un ruolo chiave nella prevenzione, nello screening e nella gestione di questi problemi.

La collaborazione tra questi vari professionisti consente un approccio multidimensionale alla prevenzione e all'assistenza, assicurando che ogni aspetto della salute del paziente sia preso in considerazione. Come i pezzi di un puzzle complesso, ogni professionista apporta le proprie competenze, ma è il loro lavoro congiunto a fornire un quadro completo e olistico della salute e del benessere.

Capitolo 19

ENDOCRINOLOGIA E CHIRURGIA

Preparare il paziente
per le procedure chirurgiche.

Preparare un paziente per un intervento chirurgico è come mettere in scena uno spettacolo teatrale. È essenziale assicurarsi che tutti gli elementi siano al loro posto per garantire uno spettacolo senza intoppi. Questa preparazione comprende aspetti fisiologici, emotivi e logistici, tutti con l'obiettivo di minimizzare i rischi e ottimizzare i risultati post-operatori.

1. Valutazione medica :
Prima di qualsiasi intervento chirurgico, i pazienti vengono sottoposti a una valutazione completa per determinare la loro idoneità alla procedura. Questo può includere esami del sangue, radiografie o altri test per valutare la salute generale e identificare eventuali controindicazioni o rischi.

2. Informazioni sulla procedura :
È fondamentale che il paziente comprenda la natura dell'intervento, i suoi benefici e rischi, e cosa aspettarsi durante e dopo l'intervento. Una discussione aperta tra il chirurgo e il paziente è essenziale per illuminare quest'ultimo e ottenere il suo consenso informato.

3. Preparazione fisica :
Digiuno: spesso i pazienti vengono istruiti a non mangiare o bere nulla per diverse ore prima dell'intervento, per evitare complicazioni dovute all'anestesia.
Igiene: una doccia con sapone antisettico può essere consigliata il giorno prima e il giorno dell'intervento per ridurre al minimo il rischio di infezione.
Farmaci: Alcuni farmaci potrebbero dover essere sospesi o modificati prima della procedura, compresi gli anticoagulanti o alcuni integratori.

4. Preparazione emotiva :
Di fronte all'ansia o alla paura, si possono offrire sessioni informative, gruppi di sostegno o persino tecniche di rilassamento per aiutare i pazienti a prepararsi mentalmente.

5. Logistica :
- **Arrivo in ospedale**: spesso i pazienti devono arrivare diverse ore prima dell'operazione per prepararsi.
- **Effetti personali**: in genere è consigliabile lasciare a casa gli oggetti di valore e portare con sé solo l'essenziale.
- **Preparazione post-operatoria**: può includere l'organizzazione del trasporto a casa, la creazione di un sistema di supporto a domicilio o la preparazione per un soggiorno in un'unità di cura post-operatoria.

6. Preparazione del sito chirurgico :
Il sito dell'operazione può richiedere una preparazione specifica, come la rasatura dei capelli o la marcatura dell'area.

7. Colloqui con l'anestesista:
L'anestesista di solito incontra il paziente prima dell'intervento per discutere le opzioni anestetiche, valutare i rischi e rispondere a qualsiasi domanda.

8. Consenso :
Dopo essere stati informati in modo esauriente, i pazienti firmano un modulo di consenso che conferma la loro accettazione della procedura.

La preparazione del paziente all'intervento chirurgico è una fase cruciale che garantisce non solo la sicurezza e il benessere del paziente, ma anche il successo dell'operazione. Come un'orchestra che si prepara a suonare, ogni dettaglio è importante, ogni passo è essenziale per garantire che la sinfonia dell'intervento avvenga senza intoppi.

Assistenza post-operatoria
in endocrinologia.

L'assistenza post-operatoria in endocrinologia è essenziale per garantire un recupero di successo ed evitare complicazioni dopo l'intervento. Consideratela come una danza delicata tra l'assistenza medica e il supporto al paziente, dove ogni passo è fondamentale per condurre il paziente a un recupero sicuro.

1. Monitoraggio dei segni vitali:
Dopo qualsiasi intervento chirurgico, è fondamentale monitorare regolarmente la pressione sanguigna, la frequenza cardiaca, la temperatura e la frequenza respiratoria del paziente per rilevare eventuali segni anomali.

2. Monitoraggio dei livelli ormonali:
In endocrinologia, è fondamentale monitorare i livelli ormonali, soprattutto se l'intervento chirurgico coinvolge ghiandole come la tiroide, la paratiroide o le ghiandole surrenali. Gli squilibri ormonali possono richiedere un intervento medico immediato.

3. Gestione del dolore :
Il dolore è una preoccupazione comune dopo l'intervento chirurgico. Verranno prescritti degli antidolorifici ed è fondamentale assicurarsi che il paziente riceva un'analgesia adeguata senza subire effetti collaterali indesiderati.

4. Monitoraggio della ferita chirurgica:
Ispezioni regolarmente la ferita per rilevare eventuali segni di infezione, sanguinamento o altre complicazioni. È anche importante consigliare al paziente la cura della ferita a casa.

5. Riabilitazione e fisioterapia :
In alcuni casi, possono essere raccomandati esercizi o sessioni di fisioterapia per favorire il recupero funzionale.

6. Monitoraggio nutrizionale :
A seconda dell'intervento, possono essere necessarie raccomandazioni nutrizionali specifiche, soprattutto se l'intervento influisce sulla capacità del paziente di mangiare normalmente.

7. Educazione del paziente :
È fondamentale informare la paziente sull'assistenza post-operatoria, sui segni di complicazioni da tenere d'occhio e sulle fasi di recupero. Questo può anche includere informazioni sui farmaci, sulle regolazioni ormonali e sugli appuntamenti di follow-up.

8. Supporto emotivo e psicologico:
L'intervento chirurgico può avere un impatto emotivo sul paziente. Offrire sostegno, risorse e, se necessario, rivolgersi a professionisti della salute mentale, può aiutare i pazienti a gestire questo stress.

9. Programmazione di appuntamenti di follow-up:
Le visite post-operatorie sono fondamentali per monitorare la guarigione, regolare i farmaci o i trattamenti e affrontare qualsiasi preoccupazione del paziente.

10. Valutazione a lungo termine :
In endocrinologia, le conseguenze dell'intervento chirurgico possono richiedere un monitoraggio a lungo termine dei livelli ormonali e delle funzioni ghiandolari.

L'assistenza post-operatoria in endocrinologia è un'armonia tra scienza medica, arte dell'assistenza e compassione. Ogni paziente è unico e l'assistenza deve essere adattata alle sue esigenze specifiche, garantendo non solo il recupero fisico, ma anche il benessere emotivo e psicologico.

Lavorare con l'équipe chirurgica.

Lavorare con l'équipe chirurgica è come una coreografia ben orchestrata, dove ogni membro conosce il proprio ruolo, si muove con precisione e completa i movimenti degli altri. Tutti, dal chirurgo all'infermiere, all'anestesista, fanno la loro parte.
Il team chirurgico non è solo il chirurgo, anche se spesso è al centro dell'azione. Il chirurgo è l'architetto dell'operazione, con la visione e le competenze necessarie per eseguire interventi spesso delicati. Tuttavia, senza la stretta collaborazione degli altri membri del team, il suo lavoro sarebbe molto più complesso.

L'anestesista, ad esempio, è il tutore del paziente durante l'operazione, assicurandosi che il paziente non soffra e sia al sicuro, monitorando costantemente i segni vitali e regolando i farmaci per garantire un'anestesia stabile.

Gli infermieri di sala operatoria, con la loro conoscenza approfondita degli strumenti e delle procedure chirurgiche, anticipano le esigenze del chirurgo, consegnando gli strumenti giusti al momento giusto e assicurando che il campo operatorio rimanga sterile. Sono il collegamento tra il chirurgo, le attrezzature e il paziente, assicurando che l'intervento si svolga senza intoppi.

Poi ci sono i tecnici e gli assistenti, il cui ruolo, sebbene meno visibile, è altrettanto cruciale. Preparano la sala operatoria, si assicurano che tutte le attrezzature siano pronte e funzionanti e spesso aiutano durante l'intervento.

Una volta terminata l'operazione, è il turno degli infermieri della sala di recupero, che monitorano il paziente mentre esce dall'anestesia, assicurando una transizione graduale dall'incoscienza alla piena coscienza e occupandosi del suo comfort e della sua sicurezza.

La collaborazione con il team chirurgico è una dimostrazione del potere della sinergia. Quando tutti lavorano in armonia, con una comunicazione chiara e obiettivi condivisi, al paziente viene assicurata la migliore assistenza possibile. E sebbene ogni membro del team abbia la sua danza da eseguire, è il loro movimento collettivo, questa danza armoniosa e interconnessa, che crea la magia della medicina moderna.

Riabilitazione e ritorno alla normalità.

La riabilitazione e il ritorno alla normalità dopo un'operazione o una malattia sono fasi essenziali del processo di guarigione, un po' come l'atto finale di un'opera teatrale, quando il protagonista trova la sua strada verso la risoluzione e il rinnovamento. Non si tratta solo di una guarigione fisica, ma anche di un adattamento mentale ed emotivo per ritrovare il ritmo di vita precedente.
Il processo di riabilitazione inizia non appena si lascia il letto d'ospedale. Per alcuni, si tratta di ritrovare la forza di camminare dopo un lungo periodo di immobilizzazione; per altri, può comportare una rieducazione più approfondita per recuperare le funzioni motorie o cognitive. Fisioterapisti, terapisti occupazionali e altri professionisti possono essere chiamati a guidare i pazienti attraverso esercizi e terapie specifiche in base alle loro esigenze.

Tuttavia, il processo di ritorno alla normalità non si ferma al recupero fisico. Spesso, un periodo di disabilità o di malattia può portare a sentimenti di vulnerabilità, frustrazione o tristezza. È quindi fondamentale affrontare anche questi aspetti emotivi. Sessioni con psicologi, gruppi di sostegno o consulenti possono aiutare i pazienti a gestire queste emozioni e a ritrovare la fiducia in se stessi.

Anche il ritorno alla vita quotidiana può richiedere un periodo di adattamento. Tornare al lavoro, gestire le faccende domestiche, occuparsi della famiglia o semplicemente riprendere la vita sociale sono tutte sfide che all'inizio possono sembrare schiaccianti. Può essere utile per il paziente riprendere gradualmente queste attività, fissare obiettivi raggiungibili e festeggiare ogni piccola vittoria.

Anche i parenti svolgono un ruolo cruciale nella riabilitazione e nel ritorno alla normalità. Il loro sostegno, la loro pazienza e il loro incoraggiamento possono fare molto per facilitare la transizione del paziente. Il loro coinvolgimento può andare dal semplice ascolto del paziente all'assistenza nelle attività quotidiane o alla partecipazione alla terapia familiare.

Infine, il ritorno alla normalità è anche un periodo di prevenzione. I pazienti possono essere incoraggiati ad adottare uno stile di vita più sano, a sottoporsi a controlli medici regolari o ad assumere farmaci per prevenire le recidive della malattia o altre complicazioni.

La riabilitazione e il ritorno alla normalità sono viaggi tanto fisici quanto emotivi. Come l'epilogo di una storia, è un periodo di risoluzione, apprendimento e speranza, in cui i pazienti riscoprono il loro posto nel mondo, rafforzati dalle prove che hanno affrontato e sostenuti dalle persone che li circondano.

Capitolo 20

ENDOCRINOLOGIA E ALTRE SPECIALITÀ MEDICHE

Collaborazione con la cardiologia.

La collaborazione tra endocrinologia e cardiologia è come un'alleanza tra due virtuosi, ognuno esperto nel proprio campo, ma che lavorano in armonia per interpretare una melodia complessa: la salute generale del paziente. Queste due discipline mediche, sebbene distinte, si intersecano spesso, poiché gli squilibri ormonali possono avere ripercussioni sul cuore e viceversa.

Immagini il corpo umano come una rete intessuta di relazioni interdipendenti. Il cuore, la potente pompa, è influenzato da molti fattori, compresi gli ormoni prodotti in diverse parti del corpo. Al contrario, il funzionamento dei nostri organi endocrini può essere direttamente influenzato dalla salute del nostro sistema cardiovascolare.

1. Diabete e malattie cardiache :
Uno degli esempi più evidenti di questa collaborazione è il legame tra diabete e malattie cardiache. I pazienti diabetici sono a maggior rischio di sviluppare malattie cardiovascolari. Di conseguenza, il monitoraggio congiunto da parte di endocrinologi e cardiologi può ottimizzare la gestione e prevenire le complicazioni.

2. Funzione tiroidea e cardiaca :
I disturbi della tiroide, come l'ipertiroidismo, possono portare ad aritmie o altri problemi cardiaci. La stretta collaborazione tra i due specialisti garantisce un'assistenza completa e una valutazione accurata del rischio.

3. Ormoni e ipertensione :
Condizioni come la sindrome di Cushing o il tumore del feocromocitoma possono portare all'ipertensione. Il ruolo del cardiologo nel monitoraggio della pressione arteriosa e nel trattamento è essenziale, mentre collabora con l'endocrinologo per trattare la causa sottostante.

4. Farmaci e interazioni :
Alcuni farmaci endocrini possono avere effetti collaterali cardiaci e i farmaci cardiaci possono influenzare la funzione endocrina. Una comunicazione aperta tra gli specialisti è quindi fondamentale per bilanciare le terapie.

5. Ricerca e avanzata :
Le due discipline collaborano anche nella ricerca, studiando i legami tra ormoni e malattie cardiache, o esplorando nuovi trattamenti per patologie comuni.

6. Educazione del paziente :
Fornire ai pazienti un'educazione olistica su come interagiscono il cuore e il sistema endocrino rafforza il loro coinvolgimento nella propria salute, consentendo loro di adottare scelte di vita più sane.

La collaborazione tra endocrinologia e cardiologia è una danza delicata, una simbiosi medica. Insieme, queste discipline assicurano che il cuore e gli ormoni, pur funzionando secondo i propri ritmi, suonino una melodia armoniosa per il benessere generale del paziente.

Interazione con la nefrologia.

L'interazione tra endocrinologia e nefrologia è un'alleanza essenziale, come due musicisti che duettano, completando e arricchendo le rispettive melodie. I reni, gli organi centrali della nefrologia, svolgono un ruolo cruciale in molte funzioni corporee, tra cui il bilanciamento dei fluidi, il filtraggio dei prodotti di scarto e la regolazione di vari ormoni. Queste funzioni li rendono intimamente coinvolti in molti aspetti dell'endocrinologia.

1. Diabete e malattie renali :

Il diabete è una delle principali cause di insufficienza renale. I reni possono essere danneggiati dall'eccesso di zuccheri nel sangue, portando alla nefropatia diabetica. In questo contesto, endocrinologi e nefrologi lavorano spesso fianco a fianco per monitorare e trattare i pazienti.

2. Ipertensione e reni :

L'ipertensione può essere sia una causa che una conseguenza della malattia renale. Ormoni come l'aldosterone, che è regolato dalle ghiandole surrenali (un campo dell'endocrinologia), svolgono un ruolo chiave **nella regolazione della pressione sanguigna da parte dei reni.**

3. Disturbi della ghiandola paratiroidea :

Le ghiandole paratiroidi, che regolano il calcio nel sangue, interagiscono strettamente con i reni. Disturbi come l'iperparatiroidismo possono avere ripercussioni sulla funzione renale, richiedendo una stretta collaborazione tra endocrinologi e nefrologi.

4. Farmaci e reni :

Molti farmaci utilizzati in endocrinologia sono metabolizzati o escreti dai reni. Il nefrologo svolge quindi un ruolo cruciale nel dosaggio e nel monitoraggio di questi farmaci nei pazienti con funzionalità renale ridotta.

5. Ricerca congiunta :

Le interazioni tra il sistema endocrino e quello renale offrono numerose opportunità di ricerca. Gli studi congiunti possono portare a una migliore comprensione delle malattie e a nuove strategie terapeutiche.

6. Educazione e prevenzione :

Data la stretta relazione tra gli squilibri ormonali e le malattie renali, è fondamentale educare i pazienti alla prevenzione. Comprendendo come gli zuccheri, la pressione sanguigna o gli squilibri elettrolitici possono avere un impatto sui reni, i pazienti sono meglio attrezzati per gestire la loro salute.

La collaborazione tra endocrinologia e nefrologia è una perfetta dimostrazione di come la medicina sia interconnessa. Come in un'orchestra, ogni sezione, pur suonando le proprie note, contribuisce alla sinfonia complessiva. Lavorando insieme, queste due specialità offrono un'assistenza ottimale e una melodia armoniosa per la salute dei pazienti.

Rapporti con la ginecologia e l'andrologia.

Endocrinologia, ginecologia e andrologia formano un trittico medico strettamente intrecciato intorno ai misteri e alle meraviglie del sistema endocrino umano. Come le onde di un oceano, gli ormoni modellano e influenzano il paesaggio della riproduzione e della salute sessuale, rendendo la collaborazione tra queste specialità non solo logica ma essenziale.

1. Riproduzione e fertilità :
L'infertilità, sia maschile che femminile, è spesso il risultato di uno squilibrio ormonale. Che si tratti di anomalie ovulatorie nelle donne o di problemi di produzione di sperma negli uomini, gli endocrinologi svolgono un ruolo chiave nella diagnosi, nella comprensione e nel trattamento di questi disturbi, lavorando a stretto contatto con ginecologi e andrologi.

2. Sindrome dell'ovaio policistico (PCOS) :
Questo disturbo endocrino, comune nelle donne in età fertile, presenta una varietà di sintomi che vanno dalle irregolarità mestruali all'infertilità. Un approccio collaborativo tra endocrinologo e ginecologo è essenziale per una gestione olistica.

3. Transizione di genere :
Le persone transgender possono richiedere interventi ormonali come parte della loro transizione. In questo delicato processo, l'endocrinologo lavora a fianco degli specialisti in ginecologia e andrologia per garantire una transizione fluida e sicura.

4. Menopausa e andropausa :
Queste fasi naturali della vita, caratterizzate da cambiamenti ormonali, sono gestite congiuntamente da endocrinologi e ginecologi per le donne, e da endocrinologi e andrologi per gli uomini, garantendo un supporto adeguato e completo.

5. Tumori e disturbi ghiandolari :
Alcuni disturbi delle ghiandole riproduttive, come i tumori ovarici o testicolari, possono essere di origine ormonale. In questi casi, la collaborazione tra le varie specialità è essenziale per una diagnosi accurata e un trattamento ottimale.

6. Contraccezione ormonale :
L'endocrinologo, insieme al ginecologo, è spesso coinvolto nella scelta e nel monitoraggio dei metodi contraccettivi ormonali, garantendo l'equilibrio ottimale per la salute della donna.

7. Disturbi sessuali :
Gli endocrinologi sono spesso coinvolti nei disturbi della libido e in altre disfunzioni sessuali, lavorando a stretto contatto con ginecologi e andrologi per fornire un'assistenza completa al paziente.

La bellezza della medicina sta nella sua capacità di trascendere le specialità, di creare connessioni tra campi apparentemente separati per offrire un'assistenza olistica. L'interazione tra endocrinologia, ginecologia e andrologia è una danza armoniosa di specialisti, ognuno dei quali apporta le proprie competenze, ma tutti lavorano insieme per il benessere finale del paziente.

Interfaccia con la psichiatria e psicologia.

L'interfaccia tra l'endocrinologia e le discipline della psichiatria e della psicologia è un'affascinante convergenza di corpo e mente. Come le note di una melodia complessa, gli ormoni influenzano il nostro umore, le emozioni e la cognizione, mentre i nostri pensieri, sentimenti ed esperienze possono, a loro volta, influenzare il nostro equilibrio ormonale. Questa interazione bidirezionale rivela il profondo intreccio tra la nostra fisiologia e la nostra psiche.

1. Impatto degli squilibri ormonali sull'umore :
Condizioni come l'ipotiroidismo o l'ipertiroidismo possono portare a sintomi come la depressione o l'ansia. In questi casi, un approccio combinato tra l'endocrinologo e lo psichiatra o lo psicologo è essenziale per una gestione olistica.

2. Lo stress e il sistema endocrino :
La risposta allo stress è mediata dagli ormoni, in particolare dal cortisolo. Lo stress cronico può alterare l'equilibrio ormonale e viceversa. Lavorando insieme, gli specialisti possono comprendere e gestire meglio questa relazione dinamica.

3. Disturbi alimentari :
Malattie come l'anoressia e la bulimia hanno componenti sia psicologiche che endocrine. Il lavoro congiunto dell'endocrinologo e dello psichiatra può offrire un supporto essenziale a questi pazienti.

4. Infertilità e benessere emotivo :
L'infertilità può avere un impatto notevole sul benessere emotivo di un individuo o di una coppia. Oltre ai trattamenti ormonali, il supporto psicologico può essere fondamentale per aiutare i pazienti a gestire lo stress, la frustrazione e il dolore.

5. Transizione di genere :
Al di là dell'aspetto ormonale della transizione, le persone transgender possono avere bisogno di un supporto psicologico per affrontare le sfide sociali, emotive e mentali associate al loro percorso.

6. Malattie endocrine croniche :
Vivere con una malattia cronica come il diabete può essere psicologicamente impegnativo. La collaborazione con i professionisti della salute mentale può aiutare i pazienti a gestire gli aspetti emotivi e comportamentali della loro malattia.

7. Sindromi neuropsichiatriche :
Alcune sindromi, come la sindrome di Cushing, hanno manifestazioni sia endocrine che neuropsichiatriche. Una gestione congiunta assicura una migliore comprensione e un intervento completo.

L'interazione tra endocrinologia, psichiatria e psicologia è una rivelazione dell'interdipendenza tra corpo e mente. Si tratta di una danza delicata in cui la fisiologia incontra la psiche e in cui il rispetto reciproco e la collaborazione tra gli specialisti sono essenziali per offrire un'assistenza completa e veramente incentrata sul paziente.

Capitolo 21

GESTIRE SITUAZIONI DIFFICILI E CONFLITTUALI

Gestire il conflitto
con i pazienti e le loro famiglie.

Navigare nelle acque talvolta turbolente della medicina richiede non solo competenze cliniche, ma anche capacità di comunicazione ed empatia. I conflitti con i pazienti e le loro famiglie possono sorgere per una serie di motivi, dalle divergenze di opinione sui trattamenti, alle frustrazioni con il sistema di assistenza, alle emozioni accentuate dalla malattia. Gestire queste situazioni è un'arte in sé, una danza delicata tra la convalida dei sentimenti, la mediazione e la conservazione dell'etica medica.

1. Ascolto attivo :
La storia di ogni paziente è unica e ogni emozione è valida. L'ascolto attivo, senza interrompere o giudicare, può spesso disinnescare una situazione di tensione. Ascoltare e convalidare le preoccupazioni del paziente o della sua famiglia è il primo passo per stabilire un terreno comune.

2. Comunicazione trasparente:
La maggior parte dei conflitti nasce da incomprensioni o da una mancanza di chiarezza. Una comunicazione aperta, onesta e chiara, che spieghi le ragioni delle decisioni mediche e chiarisca le incertezze, può ridurre le tensioni.

3. Empatia :
Riconoscere e convalidare le emozioni del paziente o della famiglia è essenziale. A volte un semplice "capisco che questo è difficile per lei" può fare una grande differenza.

4. Negoziazione :
A volte è necessario trovare un compromesso accettabile. Ciò può comportare la discussione di diverse opzioni di trattamento, l'esplorazione di alternative o la considerazione di un secondo parere.

5. Coinvolgere gli intermediari:
In situazioni particolarmente tese, il coinvolgimento di mediatori come assistenti sociali, consulenti o difensori dei pazienti può aiutare a facilitare la comunicazione e a trovare soluzioni.

6. Istruzione :
L'ignoranza o la mancanza di conoscenza possono alimentare paure e conflitti. Fornire informazioni pertinenti, sotto forma di opuscoli, video o sessioni educative, può aiutare i pazienti e le famiglie a comprendere meglio la situazione.

7. Auto-riflessione:
È fondamentale che gli operatori sanitari riflettano sul proprio comportamento e sulla propria comunicazione. Il mio linguaggio, il mio tono o le mie azioni hanno contribuito al conflitto? Come posso migliorare?

8. Stabilire limiti chiari:
Sebbene l'empatia e la comprensione siano essenziali, è anche fondamentale mantenere una certa autorità professionale e stabilire limiti chiari, soprattutto se il comportamento del paziente o della famiglia diventa abusivo.

9. Supporto tra i colleghi:
Discutere di situazioni difficili con i colleghi può offrire una prospettiva diversa, un consiglio o semplicemente un sostegno emotivo.

La medicina è più di una scienza; è un'arte umana, che coinvolge relazioni, emozioni e dinamiche complesse. La gestione dei conflitti con i pazienti e le loro famiglie richiede quindi un approccio altrettanto sfumato, che combina abilità clinica, comunicazione, empatia e resilienza.

Collaborazione
in un ambiente a volte teso.

Lavorare nel settore medico può spesso essere paragonato a camminare su una corda tesa. Situazioni ad alta pressione, urgenza, paura, incertezza e forti emozioni fanno parte della vita quotidiana. In ambienti così tesi, la collaborazione efficace è una sfida e una necessità. Ma, come gli strumenti di un'orchestra che trovano l'armonia anche nel bel mezzo di una sinfonia tumultuosa, i professionisti della sanità possono allinearsi per fornire un'assistenza eccezionale.

1. Comunicazione chiara:
In un ambiente teso, ogni secondo conta. Una comunicazione concisa, chiara e diretta è essenziale per un coordinamento efficace.

2. Fiducia reciproca:
La fiducia è la pietra angolare di qualsiasi collaborazione. Ogni membro del team deve avere fiducia nella competenza e nel giudizio degli altri, sapendo che ogni decisione viene presa nell'interesse del paziente.

3. Comprendere i ruoli:
Ogni professionista sanitario ha un ruolo unico. Comprendere le responsabilità e le competenze di ciascuno rende più fluida la collaborazione ed evita sovrapposizioni o sviste.

4. Regolazione emotiva :
Imparare a gestire le emozioni e a rimanere calmo e centrato, anche nelle situazioni più stressanti, è essenziale. Questo non solo migliora il processo decisionale, ma crea anche un senso di stabilità all'interno del team.

5. Feedback costruttivo:
Anche nei momenti di alta tensione, è importante dare e ricevere un feedback. Questo feedback, se dato in modo costruttivo, può portare a rapidi miglioramenti ed evitare errori futuri.

6. Rapporti regolari:
Dopo situazioni particolarmente stressanti o complicate, è bene riunirsi per un debriefing. Questo ci permette di analizzare cosa è andato bene e cosa potrebbe essere migliorato, e di elaborare le emozioni residue.

7. Formazione continua :
Sessioni di formazione regolari, incentrate sulla collaborazione e sulla comunicazione, possono rafforzare lo spirito di squadra e fornire strumenti per gestire meglio le situazioni di tensione.

8. Supporto emotivo :
Offrire sostegno emotivo ai colleghi, che si tratti di una semplice parola di incoraggiamento, di un orecchio comprensivo o di una spalla su cui appoggiarsi, rafforza la coesione del team.

9. Rispetto reciproco :
Riconoscere il valore e il contributo di ogni membro del team, indipendentemente dalla sua posizione o specializzazione, è fondamentale per mantenere un ambiente collaborativo.

Collaborare in un ambiente teso è un po' come ballare nel mezzo di una tempesta. Ci saranno momenti di incertezza, passi esitanti ed errori. Ma con una comunicazione chiara, il rispetto reciproco e un sostegno incrollabile, il team può sincronizzarsi, evolvere in armonia e superare anche le situazioni più complesse con grazia e abilità.

Gestire situazioni emotivamente cariche.

La gestione di situazioni emotivamente cariche è una sfida intrinseca alla medicina e a molti altri campi. Questi momenti, impregnati di dolore, paura, incertezza o tensione, richiedono un approccio gentile ma fermo, una miscela di profonda empatia e incrollabile professionalità. È come navigare in una tempesta in mare; ogni onda di emozione deve essere riconosciuta e affrontata con cura per garantire una navigazione sicura.

1. Riconoscimento delle emozioni :
Il primo passo per affrontare una situazione emotivamente carica è riconoscere le emozioni presenti, che siano quelle del paziente, della sua famiglia o anche le proprie. Accettare che questi sentimenti sono naturali e validi crea uno spazio di comprensione reciproca.

2. Ascolto attivo:
Offrire un orecchio attento, senza interrompere o giudicare, può spesso alleviare la tensione. L'ascolto attivo mostra ai pazienti e ai loro familiari che i loro sentimenti sono ascoltati e rispettati.

3. Convalida :
Un semplice "Capisco che questo è difficile per lei" o "I suoi sentimenti sono assolutamente validi" può portare un immenso conforto. Convalidare le emozioni non significa necessariamente essere d'accordo, ma riconoscere i sentimenti dell'altra persona.

4. Mantenere la calma:
In un mare tumultuoso di emozioni, l'operatore sanitario deve essere il faro, irradiando calma e stabilità. Respirare profondamente, praticare la mindfulness e ricordarsi di rimanere centrati può aiutare a mantenere questa serenità.

5. Utilizzi un linguaggio chiaro e rilassante:
Scegliere le parole con attenzione, evitando il gergo medico e usando un tono rilassante, può facilitare la comunicazione e ridurre l'ansia.

6. Impostazione dei limiti :
Sebbene l'empatia e la comprensione siano essenziali, è anche importante stabilire dei limiti chiari, soprattutto se il paziente o la famiglia diventano aggressivi o offensivi.

7. Chiedere aiuto:
Se la situazione diventa troppo difficile da gestire da soli, non esiti a chiedere a un collega, a un supervisore o anche a un professionista della salute mentale un sostegno o una mediazione.

8. Auto-riflessione:
Dopo aver affrontato una situazione emotiva, si prenda un momento per riflettere. Come si sente? C'è qualcosa che avrebbe potuto fare in modo diverso? L'auto-riflessione è uno strumento potente per la crescita personale e professionale.

9. Supporto emotivo :
Si prenda cura di sé. Affrontare situazioni emotivamente cariche può lasciare un residuo emotivo. Parlare con i colleghi, consultare un consulente o praticare tecniche di rilassamento può aiutarla a gestire lo stress.

Navigare nelle acque agitate delle situazioni emotive è senza dubbio una delle sfide più impegnative, ma anche più gratificanti, della professione medica. È in questi momenti che può davvero toccare la vita di qualcuno, portare conforto nel mezzo del dolore ed essere il faro nella tempesta.

Risorse e supporto
per gli infermieri in situazioni difficili.

Gli infermieri, come molti altri professionisti della sanità, si trovano spesso ad affrontare situazioni intense ed emotivamente impegnative. Questi momenti possono lasciare impressioni durature, a volte portando a burnout, ansia o addirittura depressione. Tuttavia, al centro di queste sfide si trovano opportunità di crescita, sostegno e resilienza. Ecco come gli infermieri possono trovare risorse e supporto per navigare in queste acque tumultuose.

1. Supervisione clinica :
La supervisione offre agli infermieri uno spazio per discutere i casi difficili, condividere le preoccupazioni e chiedere consigli. È un'opportunità per imparare, riflettere e crescere professionalmente in un ambiente di supporto.

2. Gruppi di sostegno :
Partecipare o formare un gruppo di sostegno per gli infermieri può essere incredibilmente utile. Questi gruppi forniscono una piattaforma per condividere esperienze, strategie di coping e risorse.

3. Terapia individuale :
Alcuni infermieri possono beneficiare di una terapia individuale per affrontare esperienze particolarmente traumatiche o per gestire problemi personali che interferiscono con il loro lavoro.

4. Formazione sulla gestione dello stress:
I workshop o la formazione in tecniche di gestione dello stress, come la mindfulness, la meditazione o il rilassamento progressivo, possono aiutare gli infermieri a gestire le tensioni inerenti alla loro professione.

5. Risorse online :
Esistono molti forum, blog e siti web dedicati al supporto degli infermieri. Queste piattaforme possono offrire consigli, testimonianze e risorse per aiutare gli infermieri a superare i momenti difficili.

6. Mentoring :
Gli infermieri più esperti possono offrire un sostegno prezioso ai principianti come mentori, condividendo le loro esperienze, conoscenze e strategie di gestione.

7. Equilibrio vita-lavoro :
È fondamentale prendersi del tempo per se stessi, ricaricare le batterie e riconnettersi con attività e passioni al di fuori del lavoro. Questo equilibrio può aiutare a prevenire il burnout e a rinnovare le energie.

8. Servizi di assistenza ai dipendenti :
Molti ospedali e istituzioni mediche offrono servizi di assistenza ai dipendenti, che possono fornire una serie di risorse, dalla consulenza alla consulenza finanziaria o legale.

9. Formazione continua :
La formazione continua può aumentare la fiducia degli infermieri, aiutarli a sentirsi più competenti di fronte alle sfide e dare loro nuovi strumenti per gestire le situazioni difficili.

10. Networking professionale :
La partecipazione a conferenze, workshop ed eventi professionali può non solo ampliare le conoscenze e le competenze degli infermieri, ma anche dare loro l'opportunità di incontrare colleghi, condividere esperienze e costruire una rete di supporto.

Lavorare come infermiera è sia una sfida che una benedizione. È un lavoro in cui si tocca la vita delle persone, in cui ogni giorno è una nuova opportunità per portare guarigione, conforto e speranza. Ma è anche un lavoro impegnativo che richiede sostegno, risorse e un'attenzione costante al proprio benessere.

Capitolo 22

IL FUTURO DELLA FORMAZIONE IN ENDOCRINOLOGIA

Sviluppi educativi
e formati di formazione.

Nel corso del tempo, l'istruzione ha subito innumerevoli trasformazioni, plasmate dai progressi tecnologici, dalle mutate esigenze sociali e dalle scoperte in campo pedagogico. Se in passato l'istruzione era principalmente incentrata sulla trasmissione unidirezionale delle conoscenze, da allora gli sviluppi pedagogici hanno abbracciato metodi più interattivi, personalizzati e incentrati sul discente.

L'aula tradizionale, con le sue file di banchi di fronte a un insegnante dominante, ha gradualmente lasciato il posto a spazi di apprendimento più flessibili e collaborativi. Tavoli rotondi, spazi modulari e ambienti tecnologicamente attrezzati incoraggiano ora la discussione, il lavoro di squadra e un approccio più olistico all'istruzione.

Con l'avvento della tecnologia digitale, anche i formati di formazione hanno subito una rivoluzione. I corsi online, che si tratti di MOOC o di piattaforme di apprendimento specializzate, hanno democratizzato l'accesso all'istruzione, consentendo a chiunque abbia una connessione internet di immergersi in una moltitudine di materie. Questi formati non solo hanno facilitato l'apprendimento al proprio ritmo, ma hanno anche introdotto metodi didattici innovativi come i serious games, la realtà virtuale e la simulazione.

L'apprendimento basato su progetti e problemi ha sfidato anche il modello tradizionale di memorizzazione e recitazione. Piuttosto che concentrarsi sulla pura conservazione delle informazioni, questo approccio pone l'accento sulla soluzione di problemi concreti, sull'applicazione delle conoscenze e sullo sviluppo di abilità come il pensiero critico, la creatività e la collaborazione.

Ma al di là dei formati e dei metodi, è la filosofia di fondo dell'educazione che si è evoluta. Siamo passati dal vedere l'istruzione come preparazione alla vita, all'istruzione come vita stessa. Il viaggio di apprendimento non è più visto come una linea retta che porta dal punto A al punto B, ma piuttosto come un viaggio a spirale, dove l'apprendimento è continuo, iterativo e adattato alle esigenze mutevoli dell'individuo.

Quindi, mentre contempliamo gli sviluppi educativi e i formati di formazione di oggi, non possiamo fare a meno di meravigliarci della ricchezza delle opportunità di apprendimento a nostra disposizione. L'istruzione, nella sua ricerca perpetua di miglioramento, innovazione e adattamento, continua a reinventarsi, testimoniando il suo ruolo centrale nell'evoluzione della nostra società.

Il ruolo della simulazione nella formazione.

La simulazione, un tempo relegata ai confini della formazione professionale specialistica, oggi è salita alla ribalta dell'istruzione moderna. Offre un ponte tra teoria e pratica, uno spazio in cui l'errore, lungi dall'essere punitivo, diventa una preziosa opportunità di apprendimento.
Immagini uno studente di medicina che, prima ancora di toccare un paziente, può eseguire una complessa procedura chirurgica su un manichino iperrealistico, o un pilota che affronta situazioni di emergenza nella cabina di pilotaggio virtuale di un simulatore prima di prendere i comandi di un aereo reale. Questo è il potere della simulazione: crea un ambiente sicuro e controllato in cui i discenti possono acquisire competenze, prendere decisioni

e, soprattutto, imparare dai propri errori senza conseguenze reali.

Ma la simulazione va ben oltre questi esempi ovvi. Grazie ai progressi tecnologici, si è infiltrata in diversi campi. I giochi di ruolo aziendali, ad esempio, simulano situazioni professionali per sviluppare le capacità di comunicazione o di negoziazione. In architettura, gli studenti possono utilizzare la realtà virtuale per 'camminare' attraverso le strutture che hanno progettato, valutando l'estetica e la funzionalità prima che venga girata la prima pala.

Ciò che rende la simulazione così ricca è la sua adattabilità. Può essere semplice come un gioco di ruolo o complessa come una ricostruzione completamente immersiva che utilizza la realtà aumentata. Qualunque sia la sua forma, risponde a un'esigenza fondamentale dell'istruzione: trasformare le conoscenze passive in competenze attive.

Uno dei principali vantaggi della simulazione è che pone il discente al centro del processo di apprendimento. Non si tratta più di memorizzare passivamente le informazioni, ma di partecipare attivamente, prendere decisioni, interagire e sperimentare. La simulazione rende l'apprendimento tangibile, concreto e radicato nella realtà, anche se ricostruita.

Tuttavia, come ogni metodo didattico, la simulazione ha i suoi limiti. Richiede risorse, dalle attrezzature costose alle competenze necessarie per creare scenari realistici. Inoltre, non potrà mai riprodurre perfettamente la complessità e l'imprevedibilità del mondo reale. Tuttavia, se utilizzata correttamente, la simulazione rimane uno strumento prezioso, un trampolino di lancio che consente ai discenti di passare dalla teoria alla pratica con fiducia e abilità.

Nell'era della tecnologia digitale, dove le informazioni sono abbondanti ma l'esperienza è spesso limitata, la simulazione si sta affermando come un pilastro della formazione moderna, ricordandoci che a volte il modo migliore per imparare è fare, anche se in un mondo ricostruito.

Autoformazione e nuove tecnologie.

Nel flusso continuo dell'era digitale, dove la conoscenza è a portata di clic, l'autoapprendimento, alimentato dalle nuove tecnologie, sta emergendo come un faro che guida gli studenti verso orizzonti ancora inesplorati. L'apprendimento non è più strettamente limitato alle pareti di un'aula o alle pagine di un libro di testo. È dinamico, interattivo e, soprattutto, si adatta al ritmo di ogni individuo.

L'autoapprendimento, come suggerisce il nome, è un processo in cui le persone si fanno carico del proprio apprendimento. E in questo viaggio, le nuove tecnologie sono il compagno ideale. Le piattaforme di e-learning, i MOOC (Massive Open Online Courses), i podcast didattici, i forum specializzati e persino i video di YouTube sono tutte risorse che hanno trasformato il modo di apprendere, rendendo l'istruzione più accessibile e personalizzabile.

Il potere delle nuove tecnologie risiede nella loro capacità di abbattere le barriere tradizionali dell'istruzione. Le piacerebbe imparare la programmazione a mezzanotte? O seguire un corso di astrofisica di Harvard dalla comodità del suo salotto? È possibile. Questi strumenti offrono una flessibilità senza precedenti, consentendo agli studenti di scegliere cosa studiare, quando e come.

Le tecnologie hanno anche migliorato l'aspetto interattivo dell'apprendimento. Con le simulazioni, i giochi educativi e persino la realtà virtuale, il discente non è più un semplice spettatore, ma diventa protagonista della sua formazione. Questa interattività, unita all'immediatezza del feedback, significa che l'apprendimento può essere adattato e regolato in tempo reale, massimizzando l'efficacia di ogni sessione di studio.

Ma l'apprendimento auto-diretto, pur essendo emancipante, ha anche le sue sfide. Senza un quadro chiaro, la motivazione può diminuire. L'abbondanza di informazioni può anche essere travolgente, rendendo difficile distinguere tra fonti affidabili e contenuti meno rigorosi. Inoltre, la mancanza di interazione umana diretta può, per alcuni, rendere l'esperienza isolante.

Tuttavia, queste sfide non sminuiscono in alcun modo il potenziale rivoluzionario delle nuove tecnologie nell'autoapprendimento. Anzi, sottolineano l'importanza di un approccio equilibrato, in cui gli strumenti tecnologici sono integrati da momenti di riflessione, discussione e scambio con gli altri.

L'autoapprendimento nell'era digitale è una danza delicata tra l'individuo e la tecnologia. Invita alla curiosità e all'autonomia, ricordandoci al contempo l'importanza della comunità e della condivisione. In questo panorama in continua evoluzione, una cosa rimane certa: l'apprendimento è un viaggio senza fine, e grazie alle nuove tecnologie, la strada è più eccitante che mai.

L'importanza del feedback
e la formazione continua.

L'acquisizione di conoscenze non termina mai al termine di un corso di formazione iniziale o di un curriculum accademico. Al contrario, la vita lavorativa, con tutte le sue sfide, innovazioni e cambiamenti, ci ricorda costantemente che l'apprendimento è un processo continuo. In questo contesto, il feedback e la formazione continua sono due pilastri essenziali di questa ricerca perpetua di miglioramento e adattamento.

Il feedback, catturando le lezioni apprese da situazioni passate, sia che si tratti di successi che di fallimenti, ha un valore inestimabile. Offre una visione retrospettiva, uno specchio in cui gli individui e le organizzazioni possono riflettere su se stessi, identificare le aree di miglioramento e consolidare le buone prassi. È un approccio introspettivo che trasforma ogni situazione in un'opportunità di apprendimento. Evitando di ripetere gli errori del passato e capitalizzando i successi, REX incoraggia una crescita professionale e organizzativa sostenuta.

La formazione continua è una risposta proattiva a un mondo in costante evoluzione. Con i progressi tecnologici, gli sviluppi del mercato e i cambiamenti socio-culturali, è fondamentale per i professionisti rimanere aggiornati, acquisire nuove competenze e adattarsi alle realtà mutevoli della loro professione. La formazione continua non è solo un aggiornamento delle competenze; è un'espressione della curiosità professionale, del desiderio di eccellere e di rimanere rilevanti in un ambiente competitivo.

L'interazione tra questi due pilastri, il feedback e la formazione continua, è sinergica. Il feedback spesso guida le esigenze di formazione, identificando le lacune o le aree che richiedono un rafforzamento. Al contrario, la formazione continua, esponendo i professionisti a nuovi metodi, tecnologie o pratiche, può generare nuovi feedback, alimentando un ciclo virtuoso di miglioramento continuo.

Va sottolineato che l'umiltà e l'apertura mentale sono fondamentali in questo processo. Accettare le critiche, ammettere gli errori e abbracciare il cambiamento richiede maturità professionale. È un invito a guardare oltre l'ego, a riconoscere che l'apprendimento è un viaggio, non una destinazione.

In definitiva, il feedback e la formazione continua ci ricordano che la professionalità non è una qualità statica. È una dinamica, un impegno ad evolvere, crescere e adattarsi. In un mondo in cui il cambiamento è l'unica costante, questo impegno ad apprendere e a svilupparsi è più che una necessità, è un imperativo.

Capitolo 23

PROSPETTIVE FUTURE E INNOVAZIONI

Il ruolo in evoluzione dell'infermiera in endocrinologia.

L'endocrinologia, la branca della medicina che si occupa delle ghiandole endocrine e degli ormoni, ha subito profondi cambiamenti negli ultimi decenni. Parallelamente a questi progressi, anche il ruolo dell'infermiere di endocrinologia è cambiato, ampliando le sue competenze e responsabilità all'interno di questa specialità medica.

Storicamente, l'infermiera di endocrinologia era principalmente responsabile dei compiti clinici di base: somministrare farmaci, monitorare i segni vitali ed educare i pazienti sulla loro condizione. Ma con il tempo e i progressi della scienza medica, questa visione limitata si è evoluta in un ruolo molto più completo e versatile.

Uno dei primi sviluppi degni di nota è stato lo sviluppo e la padronanza di tecniche specifiche per l'endocrinologia. Ad esempio, la gestione delle pompe di insulina e dei monitor continui del glucosio è diventata un'abilità essenziale per gli infermieri che lavorano con i pazienti diabetici.

Inoltre, il ruolo educativo degli infermieri è stato notevolmente rafforzato. L'educazione terapeutica, basata sull'insegnamento ai pazienti delle specificità della loro malattia, del loro trattamento e delle misure di autocontrollo, è diventata centrale. Questo approccio mira a rendere i pazienti più autonomi, consentendo loro di comprendere meglio la loro malattia e di agire di conseguenza per preservare la loro salute.

Anche gli sviluppi tecnologici hanno avuto un impatto sulla professione. Con l'avvento della telemedicina, gli infermieri di endocrinologia possono ora monitorare i pazienti a distanza, fornendo consigli e supporto senza i vincoli di una consultazione fisica.

Inoltre, il ruolo dell'infermiera è stato esteso al coordinamento dell'assistenza. Spesso è l'interfaccia tra il paziente, l'endocrinologo e altri professionisti sanitari, come dietologi, chiropodisti e psicologi. Questo ruolo di coordinamento è particolarmente cruciale nella gestione di malattie croniche come il diabete, dove è essenziale un approccio multidisciplinare.

Infine, è stata affermata la dimensione psicologica ed emotiva del ruolo dell'infermiera. Le malattie endocrine, con il loro potenziale impatto su aspetti diversi come la crescita, la riproduzione e il metabolismo, possono avere profonde ripercussioni sulla qualità di vita dei pazienti. L'infermiere di endocrinologia è in prima linea, fornendo supporto psicologico, ascoltando, rassicurando e, se necessario, guidando.

L'evoluzione del ruolo dell'infermiere di endocrinologia riflette la crescente complessità e ricchezza di questa specialità medica. L'infermiere è passato dall'essere un semplice operatore a diventare un attore sanitario a tutti gli effetti, essenziale per la cura globale e personalizzata del paziente endocrino.

Nuove tecnologie e il loro impatto.

All'alba del XXI secolo, le nuove tecnologie, attraverso le loro innovazioni dirompenti, hanno plasmato quasi ogni aspetto della nostra vita quotidiana, influenzando il nostro comportamento, cambiando le nostre società e ridefinendo interi settori. Il loro impatto è multidimensionale, oscillando tra vantaggi innegabili e sfide senza precedenti.

1. Comunicazione:
Le piattaforme di social network, messaggistica istantanea e video hanno rivoluzionato il nostro modo di comunicare.

Ora siamo collegati a una rete globale, in grado di interagire in tempo reale con qualcuno dall'altra parte del mondo. Questo ha facilitato la condivisione di informazioni, la collaborazione internazionale e la rapida diffusione di idee. Tuttavia, ha anche dato origine a problemi di disinformazione, cyberbullismo e isolamento virtuale.

2. Istruzione:
L'e-learning, i MOOC e gli strumenti didattici interattivi hanno reso l'istruzione accessibile a milioni di persone. Le barriere geografiche e finanziarie vengono gradualmente eliminate. Tuttavia, ciò solleva domande sul valore del diploma tradizionale, sull'omogeneità dell'insegnamento e sul rischio di disparità nella qualità dell'istruzione.

3. Salute:
La telemedicina, la genomica, gli oggetti connessi e l'intelligenza artificiale in medicina hanno rivoluzionato la diagnosi, il trattamento e il monitoraggio dei pazienti. Tuttavia, questo solleva preoccupazioni sulla privacy, sulla sicurezza dei dati e sull'etica.

4. Lavoro:
La digitalizzazione, l'automazione e l'intelligenza artificiale hanno ottimizzato molti processi, rendendo obsoleti alcuni lavori e creandone di nuovi. Se da un lato questo promette una maggiore efficienza, dall'altro solleva preoccupazioni sulla sicurezza del lavoro, sull'apprendimento permanente e sull'insicurezza del lavoro.

5. Attività di svago:
I videogiochi, la realtà virtuale e le piattaforme di streaming hanno arricchito il nostro intrattenimento. Queste innovazioni offrono nuove esperienze coinvolgenti, ma stanno anche suscitando un dibattito sulla dipendenza tecnologica, sull'impatto sulla salute mentale e sulla diluizione della cultura tradizionale.

6. Ambiente:

Sebbene la tecnologia abbia contribuito ad alcuni problemi ambientali, è anche una parte essenziale della soluzione. Le innovazioni nelle energie rinnovabili, nella gestione dei rifiuti e nell'agricoltura sostenibile potrebbero essere la chiave per combattere il cambiamento climatico.

7. L'azienda:

Le nuove tecnologie hanno ridefinito le nostre relazioni sociali, il nostro concetto di privacy e persino la nostra percezione della realtà. Hanno permesso un movimento globale verso una maggiore trasparenza, ma hanno anche alimentato dibattiti sulla sorveglianza, sulla polarizzazione della società e sull'influenza dei giganti della tecnologia.

L'impatto delle nuove tecnologie è affascinante e complesso. Se da un lato hanno un incredibile potenziale per migliorare la condizione umana, dall'altro richiedono un'attenta riflessione, una regolamentazione e un'etica rigorosa per garantire che vadano a beneficio di tutti, senza compromettere i nostri valori o la nostra umanità.

Ricerca clinica : un'opportunità per gli infermieri.

La ricerca clinica è al centro dei progressi della medicina e cerca costantemente di migliorare l'assistenza, i trattamenti e gli interventi per garantire una migliore qualità di vita ai pazienti. Gli infermieri, essendo in prima linea nell'assistenza ai pazienti, sono nella posizione ideale per essere coinvolti attivamente in questo campo. La ricerca clinica presenta una moltitudine di opportunità per gli infermieri, sia per il loro sviluppo professionale che per il miglioramento dell'assistenza.

1. Contributo alla scienza e alla qualità delle cure:
Gli infermieri hanno una comprensione profonda e unica delle esigenze dei pazienti, delle dinamiche assistenziali e delle sfide cliniche. Partecipando alla ricerca, possono contribuire a creare nuove conoscenze, influenzare i protocolli clinici e contribuire a un'assistenza più informata e incentrata sul paziente.

2. Sviluppo della carriera:
La ricerca clinica offre agli infermieri l'opportunità di diversificare la propria carriera. Possono diventare ricercatori infermieri, coordinatori di studi clinici o consulenti specializzati. Ciò consente loro di acquisire nuove competenze, come la scrittura scientifica, la gestione dei progetti e la biostatistica.

3. Impatto sulla politica sanitaria :
Con i dati empirici, gli infermieri possono influenzare i decisori, sostenere politiche sanitarie basate sull'evidenza e promuovere cambiamenti nei sistemi sanitari.

4. Collaborazione interprofessionale:
La ricerca clinica rafforza la collaborazione tra diversi professionisti della sanità. Gli infermieri possono lavorare con medici, farmacisti, statistici e altri specialisti, promuovendo un approccio multidisciplinare ai problemi clinici.

5. Autonomia e leadership :
La partecipazione alla ricerca rafforza il ruolo dell'infermiera come leader nell'assistenza sanitaria. Posiziona gli infermieri come collaboratori chiave della scienza medica e sottolinea il valore della loro prospettiva nel processo di ricerca.

6. Istruzione e formazione :
Il coinvolgimento nella ricerca clinica consente agli infermieri di rimanere all'avanguardia della conoscenza

medica. Possono anche diventare formatori o docenti, condividendo le loro scoperte con i colleghi o con la prossima generazione di infermieri.

7. Soddisfazione lavorativa :
Partecipare alla scoperta di nuovi interventi, al miglioramento dell'assistenza o alla risoluzione di sfide cliniche può dare grandi soddisfazioni professionali. È un'opportunità per gli infermieri di vedere in prima persona l'impatto del loro lavoro sulla vita dei pazienti.

La ricerca clinica è un campo ricco di opportunità per gli infermieri. Permette loro di svilupparsi professionalmente, di migliorare l'assistenza ai pazienti e di dare un contributo significativo alla scienza medica e alla salute pubblica. In un mondo medico in continua evoluzione, il coinvolgimento degli infermieri nella ricerca clinica è più che mai essenziale.

Conclusione

L'IMPORTANZA DELLA DEDIZIONE, EMPATIA E COMPETENZA NELL'ASSISTENZA PAZIENTI ENDOCRINI.

Nel vasto mondo della medicina, la cura dei pazienti con disturbi endocrini è un compito delicato che richiede più di semplici competenze tecniche. Il viaggio del paziente attraverso il labirinto di ormoni e ghiandole è spesso segnato da emozioni intense, incertezze e ricerca di equilibrio. Quindi, dedizione, empatia e competenza sono tre pilastri essenziali per assistere questi pazienti con rispetto ed efficienza.

La dedizione è la solida ancora che mantiene gli infermieri al servizio del benessere del paziente. Questi disturbi, spesso cronici, richiedono un'attenzione prolungata, dove il monitoraggio, l'adattabilità e l'impegno costante diventano cruciali. I pazienti endocrini possono attraversare una montagna russa emotiva e fisiologica, e la dedizione dell'infermiera assicura una presenza costante, rassicurante e determinata in ogni fase del percorso.

Tuttavia, la pura abilità non è sufficiente. L'empatia, la capacità di mettersi nei panni del paziente, di sentire e capire le sue emozioni, è la luce che illumina il percorso. Gli squilibri ormonali possono avere un impatto profondo sull'umore, sulla percezione di sé e sulla qualità della vita. Di fronte a ciò, l'empatia offre uno spazio sicuro in cui il paziente si sente ascoltato, convalidato e compreso. È in questo spazio che può iniziare la guarigione emotiva, oltre agli interventi medici.

E naturalmente, al centro di tutto c'è l'esperienza. I disturbi endocrini sono complessi, interconnessi e richiedono una conoscenza approfondita per una gestione adeguata. Ogni paziente è unico e la sua risposta al trattamento può variare notevolmente. La competenza assicura che l'infermiera non solo sia ben informata, ma anche in grado di utilizzare questa conoscenza in modo adattivo, adattando l'assistenza alle esigenze specifiche di ogni paziente.

Quando questi tre pilastri - dedizione, empatia e competenza - si combinano armoniosamente, formano la trinità dell'assistenza autentica. Per il paziente endocrino, questo significa essere trattato con dignità, ricevere un'assistenza di qualità e sentirsi supportato in ogni fase del percorso, indipendentemente dalle sfide incontrate. Nel delicato mondo dell'endocrinologia, queste tre qualità non sono solo auspicabili, ma sono essenziali per fornire un'assistenza veramente olistica.

Glossario dei termini medici.

Il settore medico è ricco di terminologia specifica. Ecco un glossario semplificato di alcuni termini medici comunemente utilizzati. Si noti che questo elenco è tutt'altro che esaustivo e si raccomanda di consultare fonti mediche specializzate per una definizione più dettagliata.

A

Anemia: riduzione del numero di globuli rossi nel sangue.

Antibiotico: farmaco utilizzato per trattare le infezioni batteriche.

Asettico: assenza di microrganismi patogeni.

B

Biopsia: prelievo di un piccolo campione di tessuto per l'esame al microscopio.

Bronchite: infiammazione dei bronchi.

C

Cardiologia: studio del cuore e delle sue malattie.

Chirurgia: pratica medica che prevede interventi manuali e strumentali su un paziente.

Cianosi: decolorazione bluastra della pelle dovuta alla mancanza di ossigeno.

D

Diabete: una malattia caratterizzata da una produzione insufficiente di insulina o da un uso scorretto dell'insulina da parte dell'organismo.

Dialisi: processo di purificazione del sangue per le persone che soffrono di insufficienza renale.

E

Ultrasuoni: tecnica di imaging che utilizza le onde sonore per creare immagini degli organi interni.

Endocrinologia: studio delle ghiandole endocrine e degli ormoni.

F

Fibrosi: formazione eccessiva di tessuto fibroso in un organo.

Frattura: rottura o frattura di un osso.

G

Gastroenterologia: studio dello stomaco e dell'intestino.

Genoma: il DNA completo di un organismo.

H

Ematologia: studio del sangue e dei disturbi ematici.

Ipertensione: pressione alta.

I

Immunologia: studio del sistema immunitario.

Infezione: invasione e moltiplicazione di microrganismi patogeni nell'organismo.

J

Ittero: ingiallimento della pelle dovuto ad un accumulo di bilirubina.

K

Cisti: massa anomala contenente materiale liquido o semisolido.

L

Leucemia: cancro del sangue che colpisce i globuli bianchi.

M

Mammografia: radiografia del seno.

Metabolismo: tutte le reazioni chimiche che avvengono in un organismo vivente.

N

Neurologia: studio del sistema nervoso.

Nefrologia: studio dei reni.

O

Oncologia: studio dei tumori e del cancro.

Osteoporosi: riduzione della densità ossea, che rende le ossa fragili.

P

Pediatria: branca della medicina che si occupa dei bambini.

Farmacologia: studio dei farmaci e dei loro effetti.

Q

Quadrante: una delle quattro parti uguali di un'area o di una superficie.

R

Radiologia: lo studio dei raggi X per diagnosticare e trattare le malattie.

Reumatologia: studio delle malattie articolari.

S

Siero: La parte liquida del sangue senza le cellule.

Sintomo: manifestazione di una malattia vissuta dal paziente.

T

Trombosi: formazione di un coagulo di sangue all'interno di un vaso sanguigno.

Tossicologia: studio dei veleni e delle tossine.

U

Urologia: studio dei reni, degli ureteri, della vescica e dell'uretra.

Ulcera: ferita aperta sulla pelle o sulla membrana mucosa.

V

Vaccinazione: somministrazione di un vaccino per indurre l'immunità contro una malattia specifica.

Virologia: studio dei virus.

W

WBC (Globuli Bianchi): Globuli bianchi.

X

Xeno-trapianto: trapianto di organi da una specie all'altra.

Y

Yersinia: un tipo di batterio, alcuni dei quali possono causare la peste.

Z

Zoonosi: malattia trasmissibile dagli animali all'uomo.

Questo glossario fornisce un'introduzione ad alcuni termini medici essenziali, ma la terminologia medica è vasta e complessa. Si raccomanda di consultare fonti specializzate per definizioni più approfondite.

Risorse per la formazione continua.

La formazione continua è essenziale per gli operatori sanitari. Consente loro di tenersi al passo con i progressi della medicina, di migliorare le proprie competenze e di rispondere alle mutevoli esigenze dei pazienti. Ecco un elenco di risorse per facilitare la formazione continua in campo medico:

1. Istituzioni accademiche :
   - **Università e scuole di medicina:** spesso offrono programmi di formazione continua per gli operatori sanitari.
   - **Centri di formazione clinica:** queste strutture sono appositamente progettate per fornire una formazione pratica in tecniche mediche all'avanguardia.
2. Organizzazioni professionali :
   - **Organismi professionali:** organizzano regolarmente seminari, workshop e conferenze.
   - **Associazioni mediche:** ad esempio, l'Associazione Medica Mondiale e l'Associazione Medica Americana offrono risorse e programmi di formazione.
3. Piattaforme online :
   - **MOOC:** piattaforme come Coursera, edX e Udemy offrono corsi su una varietà di argomenti medici.
   - **Webinar:** molte organizzazioni offrono webinar dal vivo o registrati per scopi formativi.
4. Pubblicazioni professionali :
   - **Riviste mediche:** pubblicazioni come il "New England Journal of Medicine" o "The Lancet" presentano le ultime ricerche.
   - **Newsletter professionali:** queste risorse offrono aggiornamenti regolari sulle tendenze e gli sviluppi del settore.
5. Workshop e conferenze:
   - **Seminari locali:** questi eventi offrono l'opportunità di imparare in modo interattivo.

Conferenze nazionali e internazionali: offrono l'opportunità di ascoltare esperti mondiali e di creare una rete di contatti con altri professionisti.

6. Risorse istituzionali :

Centri di ricerca: possono offrire programmi di formazione sulle nuove tecniche di ricerca.

Ospedali e cliniche: queste strutture possono avere programmi interni di formazione del personale.

7. Formazione specializzata :

Corsi di certificazione: per competenze specialistiche, ad esempio nell'imaging medico o nella chirurgia robotica.

Workshop pratici: sessioni in cui i professionisti possono mettere in pratica nuove competenze sotto la supervisione di esperti.

8. Risorse governative:

Agenzie sanitarie nazionali: come la FDA negli Stati Uniti o l'ANSM in Francia, che possono offrire risorse e formazione su normative e linee guida.

9. Libri e manuali :

Pubblicazioni accademiche: molte case editrici producono libri sui progressi medici, sulle linee guida cliniche e sulle migliori pratiche.

10. Reti sociali professionali :

Forum e gruppi: Su piattaforme come LinkedIn o ResearchGate, dove i professionisti possono scambiare informazioni, porre domande e condividere risorse.

La formazione continua è un investimento a lungo termine per tutti gli operatori sanitari. Non solo garantisce un'assistenza di migliore qualità ai pazienti, ma rafforza anche la fiducia e l'esperienza del professionista nel suo campo.

Ulteriori letture.

Una solida bibliografia è essenziale se vuole saperne di più sull'endocrinologia. Ecco un elenco di libri e riviste consigliati per chi desidera approfondire questo campo:

Libri :

- **"Williams Textbook of Endocrinology"** di Shlomo Melmed, Ronald Koenig, et al.
  - Un riferimento essenziale che copre gli aspetti fondamentali e clinici dell'endocrinologia.
- **"Endocrinologia: adulti e pediatrica"** di J. Larry Jameson e Leslie J. De Groot.
  - Un libro completo sull'endocrinologia per pazienti adulti e pediatrici.
- "Greenspan's Basic & Clinical Endocrinology" di David G. Gardner e Dolores Shoback.
  - Un'introduzione concisa ma completa all'endocrinologia clinica.
- "Endocrinologia clinica e diabete: Un testo illustrato a colori" di Miles Levy, Andrew Lansdown e Robert D. Murray.
  - Un libro visivamente coinvolgente che fornisce un'introduzione all'endocrinologia clinica e al diabete.
- "La tiroide e le sue malattie: Guida completa per il medico" di Markus Luster, Leonidas H. Duntas e Leonard Wartofsky.
  - Un libro incentrato sulla tiroide, una delle ghiandole più essenziali del sistema endocrino.

Riviste :

- "Il Journal of Clinical Endocrinology & Metabolism (JCEM)".
  - Una rivista leader che pubblica ricerche originali sull'endocrinologia clinica.
- "Recensioni endocrine

Fornisce recensioni approfondite sulla ricerca attuale in endocrinologia.

"European Journal of Endocrinology

Copre un'ampia gamma di argomenti relativi all'endocrinologia clinica e fondamentale.

"Ricerca ormonale in pediatria

Concentrandosi sull'endocrinologia pediatrica, questa rivista è una risorsa preziosa per i professionisti che lavorano con i bambini.

"La tiroide

Una rivista dedicata alla ricerca sulla tiroide, dagli aspetti fondamentali alle applicazioni cliniche.

Risorse online :

Società Endocrina (www.endocrine.org)

Offre una serie di risorse, tra cui linee guida cliniche, webinar e corsi online.

Associazione americana degli endocrinologi clinici (www.aace.com)

Fornisce linee guida, formazione e informazioni sulle prossime conferenze.

Quando si cercano risorse, è sempre una buona idea controllare la data di pubblicazione per assicurarsi che le informazioni siano aggiornate, soprattutto in un campo in costante evoluzione come quello dell'endocrinologia.

www.ingramcontent.com/pod-product-compliance
Lightning Source LLC
Chambersburg PA
CBHW071033290526
45795CB00004B/1196